W0254943

Veröffentlichungen aus der
Forschungsstelle für Theoretische Pathologie

(Professor Dr. med. Dr. phil. Dr. med. h.c. H. Schipperges)

der Heidelberger Akademie der Wissenschaften

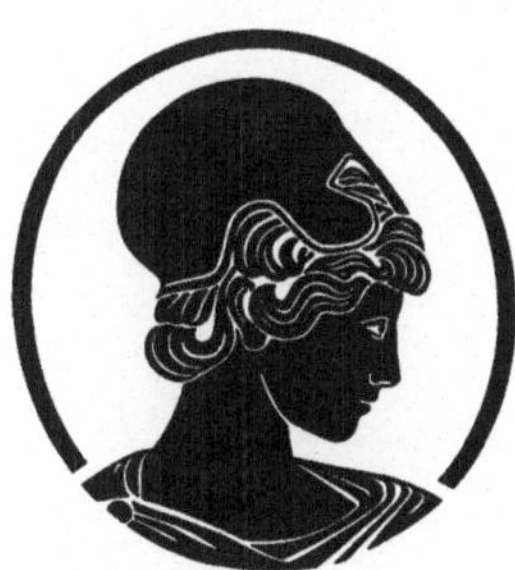

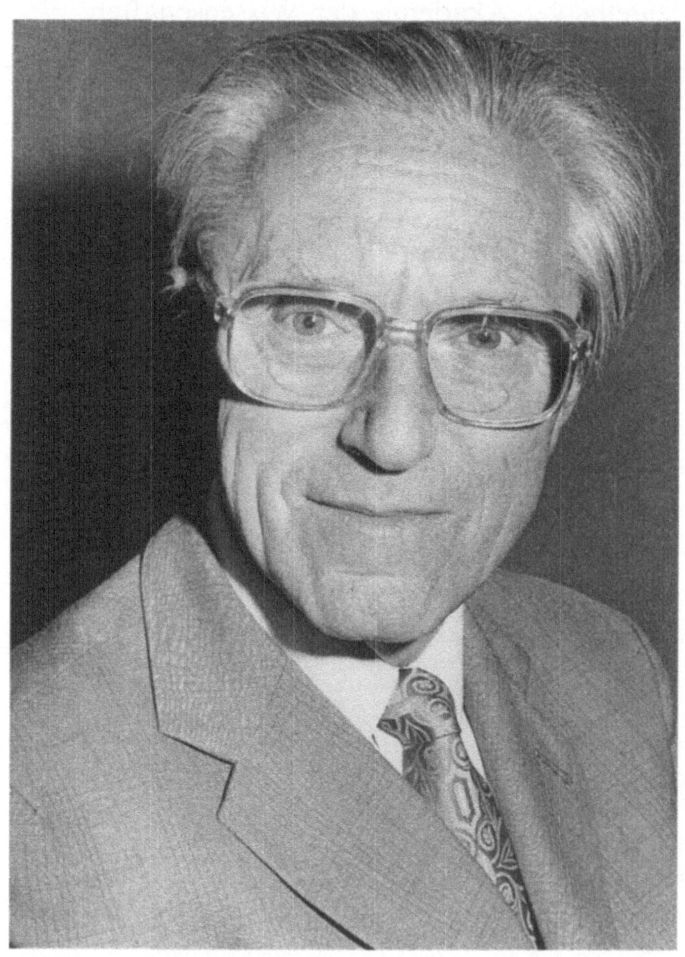

Bernhard Hassenstein

V. Becker H. Schipperges (Hrsg.)

Entropie und Pathogenese

Interdisziplinäres Kolloquium
der Heidelberger Akademie der Wissenschaften

Mit 26 Abbildungen

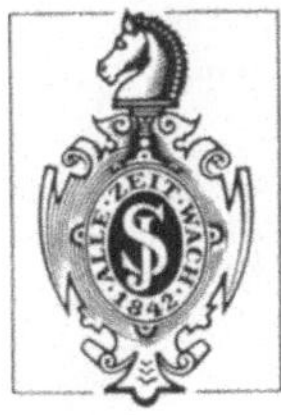

Springer-Verlag
Berlin Heidelberg New York
London Paris Tokyo
Hong Kong Barcelona
Budapest

em. Prof. Dr. Volker Becker
Pathologisch-Anatomisches Institut
der Universität Erlangen-Nürnberg
Krankenhausstr. 8–10
W-8520 Erlangen

em. Prof. Dr. Dr. Dr. h.c. Heinrich Schipperges
Institut für Geschichte der Medizin
der Universität Heidelberg
Im Neuenheimer Feld 305
W-6900 Heidelberg 1

ISBN-13: 978-3-642-84928-2 e-ISBN-13: 978-3-642-84927-5
DOI: 10.1007/978-3-642-84927-5

Die Deutsche Bibliothek – CIP-Einheitsaufnahme

Entropie und Pathogenese: interdisziplinäres Kolloquium der Heidelberger Akademie der Wissenschaften/V. Becker; H. Schipperges (ed.). – Berlin; Heidelberg; New York; London; Paris; Tokyo; Hong Kong; Barcelona; Budapest: Springer, 1993
(Veröffentlichungen aus der Forschungsstelle für Theoretische Pathologie)
ISBN-13: 978-3-642-84928-2
NE: Becker, Volker [Hrsg.]; Heidelberger Akademie der Wissenschaften

Softcover reprint of the hardcover 1st edition 1993

Satz: K+V Fotosatz GmbH, Beerfelden
25/3140-5 4 3 2 1 0 – Gedruckt auf säurefreiem Papier

Vorwort

Die „Kommission für Theoretische Pathologie“ veranstaltete am 16. Mai 1992 in den Räumen der Heidelberger Akademie der Wissenschaften ein interdisziplinäres Kolloquium zum Thema „Entropie und Pathogenese“. Es sollte sich dabei um einen ersten Versuch handeln, Pathogenese und Entropie im Einklang zu sehen, wobei es galt, geschlossene (physikalische) Systeme auf offene (biologische) zu übertragen.

Dem Symposion vorausgegangen waren mehrere Sitzungen der „Forschungsstelle für Theoretische Pathologie“. Hierbei war es insbesondere ihr Mitglied Bernhard Hassenstein, der programmatische Entwürfe vorlegen konnte und die Diskussion kritisch begleitet hat. Sein 70. Geburtstag schien der „Kommission für Theoretische Pathologie“ ein willkommener Anlaß, das Thema in einer Akademie-Tagung vorzutragen.

Angesichts der vielschichtigen Problematik konnte das Kolloquium naturgemäß nur Leitlinien anbieten, Eckwerte abstecken und Perspektiven aufreißen. Die Thematik sollte weiter im Auge behalten werden.

Die vorliegenden Beiträge, für deren Inhalt jeder der Autoren verantwortlich zeichnen möchte, werden daher – Herrn Hassenstein zu Ehren – der kritischen Öffentlichkeit vorgestellt.

Heidelberg, im Herbst 1992 Die Herausgeber

Verzeichnis der Referenten

BECKER, VOLKER, Prof. (em.) Dr. med.
Pathologisch-Anatomisches Institut
Krankenhausstr. 8–10, W-8520 Erlangen

DOERR, WILHELM, Prof. (em.) Dr. med., Drs. h.c.
Pathologisches Institut
Im Neuenheimer Feld 220/21, W-6900 Heidelberg

FISCHER, ERNST PETER, Privatdoz. Dr.
Sonnenbühlstr. 65, W-7750 Konstanz

FLAMM, DIETER, Prof. Dr.
Institut für Theoretische Physik
Boltzmanngasse 5, A-1090 Wien

HASSENSTEIN, BERNHARD, Prof. Dr. rer. nat., Dr. h.c.
Herchersgarten 19, W-7802 Merzhausen bei Freiburg

HEINE, HARTMUT, Prof. Dr. rer. nat. med. habil.
Anatomisches und Klinisch-morphologisches Institut
Dortmunder Landstr. 30, W-5804 Herdecke

HESS, BENNO, Prof. Dr. med.
Max-Planck-Institut, Med. Forschung
Jahnstraße 29, W-6900 Heidelberg

PENZLIN, HEINZ, Prof. Dr.
Sektion Biologie, Schiller-Universität
Erbertstr. 1, O-6900 Jena

SCHAEFER, HANS, Prof. (em.) Dr. med., Dr. h.c.
Physiologisches Institut
Im Neuenheimer Feld 326, W-6900 Heidelberg

SCHAEFER, HANS ECKART, Prof. Dr. med.
Pathologisches Institut der Universität Freiburg
Albertstraße 19, W-7800 Freiburg

SCHRIEFERS, HERBERT, Prof. (em.) Dr. med., Dr. h.c.
Physiologisch-Chemisches Institut, Universitätsklinikum
Hufelandstr. 55, W-4300 Essen

Inhalt

Entropie und Pathogenese

Einführung in die Thematik I

WILHELM DOERR

Den Auftrag, einführende Bemerkungen zu machen, habe ich so verstanden, Ihnen auseinanderzusetzen, wie die „Kommission Theoretische Pathologie" hatte auf den Gedanken kommen können, ein Gespräch ausgerechnet über ein derart schwieriges Thema zu suchen. Ich bekenne mich schuldig, als Anreger tätig gewesen zu sein. Verzeihen Sie, daß ich sehr Persönliches vorausschicke:

Am 1. März 1933 legte ich die Reifeprüfung (Abiturum) an einem Realgymnasium alter Prägung, der nachmaligen Georg Büchner-Schule in Darmstadt, ab. „Alte Prägung" bedeutete: 9 Jahre Latein, aber auch erstaunlich viel Physik und Chemie. An der mündlichen Prüfung mußte man nur teilnehmen, wenn es galt, etwas zu klären, insbesondere zu verbessern. Ich wurde in Physik aufgerufen und gefragt – coram publico – was ich von dem „Peltier-Effekt"[1] wisse. Jean Charles Athanase Peltier, ein gelerneter Uhrmacher, hatte 1834 das Thermoelement, entstanden durch die Kontaktnahme zweier Metalle, beschrieben: Bei Durchgang von elektrischem Strom an der Grenze beider Metalle entstand je nach Stromrichtung entweder eine Temperaturerhöhung oder aber Erniedrigung. Damit war ich schon damals (18jährig) bei der Entropie angekommen (Brockhaus 1968). Wenige Wochen später, im Sommersemester 1933 hier in Heidelberg, hörte ich die große Vorlesung bei Walther Bothe über Experimentalphysik. Ich war begeistert; mein damaliges Kollegheft (in Abendstunden ausgearbeitet) befindet sich noch heute in meinem Besitz. Bothe erörterte die drei Hauptsätze der Thermodynamik:

1. Hauptsatz: Wärme läßt sich in Arbeit und umgekehrt Arbeit läßt sich in Wärme verwandeln.
2. Hauptsatz: Die Wärme ist nur teilweise in Arbeit zu verwandeln, weil man nie auf minus 273 Grad abkühlen kann. Bei reversiblen Prozessen bleibt die Gesamtenergie aller beteiligten Körper unverändert, bei irreversiblen wird sie vermehrt.

---

[1] Peltier, Jean Charles Athanase, 22. 05. 1785 (Han. Dép. Somme), gestorben am 27. 10. 1845 (Paris); Effekt entdeckt 1834. Durchgang elektr. Strom an der Grenze zweier Metalle je nach Stromrichtung → Temperaturerhöhung oder -erniedrigung

Peltier-Effekt: Lehrb. Physik von K. Hahn, 5. Auflage, S. 231. Berlin: Teubner 1927. Thermoelement durch Vereinigung zweier Metalle. Wenn elektr. Strom durchgeschickt wird, entsteht Erwärmung, wenn der Strom in die gleiche Richtung fließt wie der Thermostrom, der beim Erwärmen entsteht.

Peltier-Wirkung: Lechers Lehrbuch d. Physik. Herausgegeben von St. Meyer und E. Schweidler, 6. Auflage, S. 352. Leipzig und Berlin: Teubner 1930.

Boltzmannsches Theorem: Entropie: Jede Ordnung ist unwahrscheinlich!

3. Hauptsatz: Es ist unmöglich, eine Vorrichtung zu ersinnen, durch die ein Körper bis zum absoluten Nullpunkt abgekühlt werden kann: Nernstsches Theorem.

Derart ausgerüstet trat ich in mein Berufsleben als junger Arzt. Die Entropiefrage hatte Bothe damals nicht weiter ausgebreitet; immerhin fiel der Name von Ludwig Boltzmann. Viele Jahre später, nach dem Feldzug in Frankreich, ich war Assistent in der Heidelberger Pathologie geworden, wurde ich von Erich Letterer, Ordinarius der Pathologie in Tübingen, gleichsam „entdeckt". Letterer war beratender Pathologe bei dem (deutschen) Armeearzt in Bordeaux. Ich wurde aus der Truppe herausgezogen und durfte wieder in meinem Fache arbeiten. Von Letterer lernte ich, daß die alten Pathologen, wenn es darum ging, die „letzten" Ursachen der Alterung bei Mensch und Tier, und zwar bei im bürgerlichen Sinne gesunden Individuen, anzusprechen, auf die Entropie abhoben. Im Sommer 1944 trafen sich die Pathologen deutscher Zunge zu einer Kriegstagung in Breslau. Eines der Schlüsselreferate wurde von R. Rössle (dem damaligen Ordinarius der Pathologie in Berlin) gehalten. Es ging um die seröse Entzündung, ein – wie mir damals schien – chamäloides Phänomen. Hieran knüpften Rössles Bemühungen nach dem Kriege an: Gibt es einen reinen Alterstod? Ist er der einzig natürliche? Was geschieht dabei, worin liegt der Motor, was findet man? In meinen Kieler Jahren (1956 bis 1963) begegnete ich Hans Netter, dem physiologischen Chemiker. Er hat mir durch seine liebenswürdige Dringlichkeit klargemacht, daß die Störung der „optischen Reinheit" der lebenswichtigen Fermente eine Fernwirkung dessen sein könnte, was man Entropie heißen kann.

Als ich 1972 Präsident unserer Heidelberger Akademie wurde, regte ich an, eine Kommission für Theoretische Pathologie zu bilden, um, wie ich das damals begründete, das geistige Potential der Akademie für Bearbeitung und Klärung zentraler Fragen der Pathologie zu nutzen. Ich war durch meinen Freund Professor Schipperges ganz gut vorbereitet. Wir sprachen darüber, wie nützlich eine Krankheitslehre sein könnte, wäre diese ausreichend getragen durch Philosophie, Geschichte der Medizin und Naturwissenschaften, Mathematik und Physik, aber natürlich auch eine von den praktischen Aufgaben des ärztlichen Alltags gelöste Pathologie sensu stricto. Während meiner Präsidialzeit besuchte ich Herrn Professor Hassenstein in Freiburg. Wir sprachen einen ganzen Abend darüber, was Theoretische Pathologie sein und bringen könnte. Hassenstein hatte natürlich andere Vorstellungen von Krankheitsforschung als ich. Aber er gab wesentliche Impulse:

> Mannigfache Bereiche der Wirklichkeit enthalten fließende Übergänge zwischen wesentlichen Alternativen.
>
> Diejenige Welt, über die unsere Erfahrungswissenschaften Auskunft geben, hat in weiten Bereichen die Struktur eines heterogenen Kontinuum. Hassenstein sprach von Injunktionen, wenn er eine feste Verbindung zwischen Gegenstandsfeld und Begriff annahm.
>
> Da mir in meinem eigenen Berufsleben die „Pathologie des Einzelfalles", also die sogenannte Individualpathologie, als Kern und Frucht aller Bemühungen erschienen war, machte mir Hassenstein klar, daß der Begriff „Individuum"

Der lebende Organismus = 'offenes' System Fließgleichgewicht Um es zu erhalten, ist Energie erforderlich Entropie: Es gibt keine absolute Umkehr von Naturvorgängen Es laufen nur solche ab, die zu einem Zustand mit der größeren Wahrscheinlichkeit führen!
Entropie = Logarithmus der Wahrscheinlichkeit Entropie = Maß für die molekulare Unordnung Entropie = Pfeil der Zeit!
Leben in voller Gesundheit ist der weniger wahrscheinliche Fall Gestörtes Leben, d. h. Krankheit und Sterben sind die wahrscheinlicheren Fälle
Krankheit ist das Mittel, den Tod durch Zerstreuung jeglicher Energie als den 'wahrscheinlicheren Fall' herbeizuführen!

Tabelle 1

> neu durchdacht werden müßte. Denn ein Korallenstock bestehe aus Hunderten kleinster Lebewesen; wo ist da der Begriff des Individuum anzusetzen? Sei nicht der ganze Stock ein Individuum?[2]

Kurz und gut, wir wurden einig, daß wir versuchen sollten, eine Kommission zustandezubringen. Der gemeinsame Nenner aller biologischen Reaktivitäten liegt in ihrem Energiefluß (Heine 1991). Das gilt mutatis mutandis auch für unseren Arbeitskreis. Denn bei meinen mehrfach vorgetragenen Bitten, das Problem Entropie als Generalverhandlungsthema herauszustellen, bin ich auf Widerspruch sowohl von Herrn Hassenstein als von Herrn Professor Hans Schaefer gestoßen. Und das kam so: Ich hatte mehrfach formuliert, die Struktur unserer Welt lasse sich in einer logischen Sprache beschreiben. In der Geschichte des Kosmos seien Gestalten entstanden, die vorher nicht da waren. Es sei das Verdienst von Prigogine, der Thermodynamik offener Systeme eine Form gegeben zu haben, die es gestattet, Übergänge von einer Gleichgewichtsstruktur auf eine dissipative zu erfassen (Trincher 1981; Prigogine 1980/81). Durch das Auftauchen irreversibler Prozesse entstünden Strukturen, die weit von einem Gleichgewicht im Sinne der physikalischen Chemie entfernt seien. Ich war so kühn zu sagen, auch die lebendige Masse unterliege dem Gesetz der Thermodynamik. Dies müsse also bedeuten, daß es eine absolute Umkehr von Naturvorgängen nicht geben könne. Es liefen nur solche ab, die zu einem Zustand mit der größeren Wahrscheinlichkeit in bezug auf die Bewegung und Anordnung der Moleküle hinführten (Tabelle 1). Meine Aussagen versuchte ich zu stützen durch die Arbeiten von Ludwig Boltzmann (1877), Erwin Schrödinger (1935, 1989), Dieter Flamm (1979) und John Cribbin (1987). Vielleicht sollte ich an dieser Stelle einflechten: Erwin Chargaff hatte schon 1980 zitiert: Einstein habe gesagt, der 2. Hauptsatz der Thermodynamik wäre das einzige Naturgesetz, von dessen ewiger Unumstößlichkeit er überzeugt sei!

Nach Aristoteles hat jede Veränderung vier Ursachen: materielle, bewirkende, formale und finale (Th. S. Kuhn 1977). Aber bei Goethe lesen wir: Den *Stoff* sieht jedermann vor sich, den *Gehalt* nur der, der etwas *dazu* zu tun hat, und die *Form* ist ein Geheimnis den meisten (Petersen 1937)! Seit den Tagen des Demokrit strebt die Naturforschung von der sinnlichen Erfahrung zur geistigen Durchdringung.

[2] Hassenstein hat den Komplex dieser Fragen 1979 ausführlich dargestellt.

Wenn der Pathologe Pathoanatom ist, denkt er so:
Der Pathologe ist neugierig bewegt, wenn auch einseitig vertieft!
Spannungsfeld: Stoff und Form z. B. Bindegewebe = Gestaltgewordener Stoffwechsel
Primat der Gestalt über den Stoff sub specie diagnosin
Gestalt ≃ Struktur durch besondere stoffliche Prämissen
Maximum der Entropie bei energetischem Gleichgewicht
Entropiezunahme hinführt zu Alterationen der Strukturen
Enthalpie ist *die* Wärmemenge, die bei einer unter konstantem Druck und konstanter Temperatur verlaufenden Zustandsänderung (z. B. Verdampfung) aufgenommen wird.

Tabelle 2

Das Experiment irrt nie, wir irren uns ständig in unseren Urteilen. Denn die eindimensionale Art unseres Denkens ist überfordert bei der adäquaten Erfassung komplexer Sachverhalte. Immerhin: Jeremy Rifkin (1985) bezeichnete das Entropiegesetz als gewaltiges kosmisches Gefängnis, aus dem es kein Entrinnen gäbe. Und Stephen Hawking betonte mehrfach (1988): Die Unordnung wächst mit der Zeit, weil wir die Zeit in *der* Richtung messen, in der die Unordnung größer würde. Aber unser Akademie-Mitglied H. Haken hat in seiner „Synergetik" (1986) betont: Das Boltzmannsche Prinzip, nachdem die Entropie ein Maß für die Unordnung sei und einem Maximum zustrebe, gelte nur für abgeschlossene Systeme! – Die Hakensche Synergetik will eine Brücke zwischen der unbelebten Natur und der belebten bauen.

Bei diesem Stand der Problementwicklung habe ich mir für meinen Arbeitskreis folgende Haltepunkte gebildet (Tabelle 2). Ich bekenne, daß ich von Goethe stimuliert war, denn die Bezüge Stoff, Gehalt und Form machen das eigentliche Arbeitsfeld des Pathologen aus. Hans Mohr (1983) hat uns gelehrt, die Selektion habe in Jahrmillionen die für den Menschen angemessenen Denkmuster ausgelesen. Aber es bleibe irgendwie ein „Rest", d. h. eine Unschärferelation, nämlich das Versagen des Kausalitätsprinzips in der Mikrophysik und die Summe der unbegreiflichen Konsequenzen des 2. Hauptsatzes bei dessen Anwendung auf das Universum! Für mich bedeutete die Beschäftigung mit dem Buch von Gottfried Falk „Physik. Zahl und Realitäten" eine gewisse Befreiung. Nämlich: Weder Carnot noch die Begründer der Thermodynamik haben zwischen naturwissenschaftlichen und metaphysischen Elementen unterschieden. Die beiden Hauptsätze würden nicht zu den logischen Grundlagen der quantitativen Aussagen der Thermodynamik gehören. Mathematik kenne keine innewohnenden Eigenschaften, sondern nur Relationen, und deshalb seien die beiden Hauptsätze überhaupt nur in einer Theorie mathematisch formulierbar.

Ich schließe mit einem Wort von Novalis: Der echte Experimentator muß ein dunkles Gefühl der Natur in sich haben, das ihn, je vollkommener seine Anlagen sind, umso sicherer auf seinem Gang leitet und mit desto größerer Genauigkeit das versteckte entscheidende Phänomen finden läßt (Schipperges 1978).

Id quod verum est, quaerimus

(Albrecht von Haller [1708–1777], Briefwechsel mit Morgagni; cf. Balmer).

Literatur

Balmer H (1987) Albrecht von Haller 1708–1777. P. Haupt, Bern

Boltzmann L (1877) Wiener Berichte 76:373

Chargaff E (1980) Unbegreifliches Geheimnis. Klett-Cotta, Stuttgart

Cribbin J (1987) Auf der Suche nach Schrödingers Katze. Quantenphysik und Wirklichkeit. München-Zürich

Enthalpie Brockhaus (1968) Bd. 5 (17. Auflage), S. 562

Entropie Brockhaus (1968) Bd. 5 (17. Auflage), S. 567

Falk G (1990) Physik. Zahl und Realität. Birkhäuser, Basel-Boston-Berlin

Flamm D (1979) Der Entropiesatz und das Leben. 100 Jahre Boltzmannsches Prinzip. Naturwissenschaftl. Rundschau 32:225

Haken H (1986) Erfolgsgeheimnis der Natur. Synergetik: Die Lehre vom Zusammenwirken. Deutsche Verlagsanstalt, Stuttgart, 4. Auflage

Hassenstein B (1979) Wieviele Körner ergeben einen Haufen? Bemerkungen zu einem uralten und zugleich aktuellen Verständigungsproblem. In: Peisl A, Mohler A: Der Mensch und seine Sprache. Propyläen, Berlin

Hawking SW (1988) Eine kurze Geschichte der Zeit. Die Suche nach der Urkraft des Universums. Rowohlt, Reinbek

Heine H (1991) Lehrbuch der biologischen Medizin. Grundlagen und Systematik. Hippokrates, Stuttgart

Kuhn ThS (1977) Die Entstehung des Neuen. Studien zur Struktur der Wissenschaftsgeschichte. Herausgegeben von Lorenz Krüger. Suhrkamp, Frankfurt/Main

Mohr H (1983) Evolutionäre Erkenntnistheorie – Ein Plädoyer für ein Forschungsprogramm. S'ber. Heidelb. Akad. Wi., Mathematisch-naturw. Klasse, Jahrgang 1983, 6. Abh. Springer, Berlin-Heidelberg-New York

Petersen H (1937) Die Eigenwelt des Menschen. Bios Bd. VIII. J.A. Barth, Leipzig

Prigogine I (1980) Vom Sein zum Werden. Zeit und Komplexität in den Naturwissenschaften. Piper (2. Auflage), München und Zürich

Prigogine I (1989) What is entropy? Naturwissenschaften 76:1–8

Rifkin J (1985) Entropie. Ein neues Weltbild. Ullstein, Frankfurt

Schipperges H (1978) Zueignung und Mitteilung zugleich. Zur Bedeutung von Inspiration und Intuition im Weltbild des Novalis. Scheidewege 8:510–526

Schrödinger E (1935) Die gegenwärtige Situation in der Quantenmechanik. Die Naturwissenschaften 23:807, 823, 844

Schrödinger E (1987) Was ist Leben? Einführung von Ernst Peter Fischer. Piper (3. Auflage 1989), München-Zürich

Trincher K (1981) Die Gesetze der biologischen Thermodynamik. Urban und Schwarzenberg, Wien-München-Baltimore

Entropie und Pathogenese

Einführung in die Thematik II

HANS SCHAEFER

In den Vorbereitungen zu diesem Kolloquium habe ich, gegenüber meinem alten Freunde Wilhelm Doerr, eine etwas antagonistische Rolle gespielt. Wie es bei unzertrennlichen Freundschaften geht –: Wir haben es beide bedauert, *noch* nicht einer Meinung zu sein, aber wir haben beide gemeint, daß die Vielfalt der Ansichten gerade unter Freunden erfolgreich reflektiert werden kann. Meine Meinung war und ist geblieben, daß der Begriff der Entropie keinen *Einbau in Modelle* der Pathogenese gestattet. Seit ich mich aber mit diesem Begriff wieder – nach langer Entwöhnungszeit – habe beschäftigen können, sehe ich, daß seine Beziehungen zu anderen Begriffen, die in der Pathogenese führend geworden sind, sehr eng sind. Ich hoffe, daß gerade diese Beziehungen in diesem Kolloquium ans Licht treten.

Mein Versuch, einleitende Gedanken vorzutragen, wird daher zwei Anliegen verfolgen, die mir wichtig scheinen. Ich möchte zuerst den Begriff der Entropie in Hinsicht seiner medizinischen Verwendbarkeit prüfen. Ich möchte danach die Beziehungen erörtern, welche mir, bei aller Skepsis, zwischen Entropie und Pathogenese deutlich geworden sind.

1. Zum Begriff der Entropie

Es geht offenbar nicht nur mir so, der ich mathematisch nicht sonderlich vorgebildet bin, daß der Begriff Entropie seltsam unbestimmt, schwierig, und schwer verständlich erscheint.

Entropie kommt vom griechischen entrepein, umkehren, sich umwenden, woher dann entrópä, die Rücksichtnahme kommt, auch der Respekt, den wir dann dem physikalischen Gebrauch abstatten wollen. Entropíä ist aber auch die *listige Wendung*, mit der wir einem auf die Schliche kommen. Und auch das wollen wir versuchen zu tun (Benseler 1882).

In der Physik ist Entropie „eine thermodynamische Zustandsfunktion“. Darunter kann sich ein Mediziner noch nicht viel vorstellen. Deutlicher wird uns der Begriff, wenn wir in der Art, wie Lübbers (ein Physiologe) die Probleme darstellt, bei der Behandlung der Wärme-Energie von zwei Faktoren sprechen: einem Intensitätsfaktor, der Temperatur, der die Stärke des Wärmeflusses bestimmt, und einem Kapazitätsfaktor, der die Menge an Wärme bezeichnet. Dieser zweite Faktor ist die Entropie. Sie ist aber, weil wir hier mit energetischen Prinzipien dynamischer Natur zu tun haben, nicht einfach eine Mengen-Größe, wie es ein Gasvolumen oder eine Stoff-Masse darstellt. Entropie ist die Menge der beim Wärmefluß *austauschbaren* Energie. Weil nämlich Wärme spontan nur vom Orte höherer Temperatur zum Orte niedriger Temperatur fließt, ist (ohne Aufwendung weiterer Arbeit) die in einem System vorhandene Wärmemenge (als Produkt von spezifischer Wärme und Masse eines Systems dann auch direkt bestimmbar) eben nicht ohne weiteres *verfügbar.*

Physikalische Entitäten, deren *Verfügbarkeit* eine Rolle bei ihrer Berechnung spielt, sind eine Seltenheit. Ich selbst kenne keine andere Größe dieser Art. Verfügbarkeit heißt: die Umwelt, in welche die Wärmeenergie eingebettet ist, spielt die entscheidende Rolle bei der Bilanzierung dieser Energie. So allein wird die Formel verständlich, welche den Begriff Entropie definiert. Nur ihre *Änderung*, dS, ist einer einfachen Definition zugänglich, und wird dann zu

$$dS = dQ/T \ ,$$

d. h. die Änderung der Entropie ist gleich der Änderung der Wärmemenge, bezogen auf die absolute Temperatur, bei der die Änderung geschieht. Genauer genommen: gleich der spezifischen Wärme C, multipliziert mit der Differenz der Logarithmen der absoluten Temperaturen, die am Anfang und am Ende des Energieaustausches herrschen:

$$S = C \cdot (\ln T_1 - \ln T_2) \qquad \text{(Netter, S. 401)}$$

Was bedeutet also der Begriff Entropie? Er bezeichnet zwar eine physikalische Größe (den kapazitiven Anteil einer zur Energieleistung verwendbaren Wärmemenge). Diese Größe ist aber nicht direkt meßbar, vielmehr nur durch zwei Messungen berechenbar. Die zweite Messung (die Differenz der absoluten Temperaturen) hat mit der Wärme-Energie im Grunde nichts zu tun! Sie bestimmt nur die jeweilige Verfügbarkeit, z. B. den sog. Wirkungsgrad einer jeden thermischen Maschine und also auch des Körpers, der zwar nicht nur, aber in Teilen *auch* eine thermische Maschine ist.

Durch diese eigentümlichen Verhältnisse ist der Begriff der Entropie ein Zwitter, nämlich teils eine physikalische Größe, teils eine Art „Handlungsanweisung“ oder mindestens „Chancenberechnung“. Er zeigt im übrigen auch, daß vernünftige Manipulationen mit der Wärmeenergie nur unter absoluten Temperaturen möglich sind, die *relativ* nahe am Nullpunkt liegen, nämlich bei 273 Kelvin. Bei Temperaturen, wie sie auf Fixsternen herrschen, ist die Wärmeenergie keine *praktikable* Energie. Das mag man sogar für einen Beitrag zu einer anthropischen Physik betrachten. (Vgl. hierzu Kanitscheider 1985).

Das alles bedeutet, daß Entropie kein Begriff ist, der in ein Modell als ein Begriff mit Erklärungsfunktion eingebaut werden kann, und in der Tat kenne ich kein Modell pathogener Prozesse, in welchem Entropie als Größe vorkommt. Entropie ist zwar kein Größenbegriff, aber dennoch ein quantitativer Begriff, und solche Begriffe sind grundsätzlich deskriptiver, aber nicht modellproduzierender Natur.

2. Entropie und Pathogenese

Der zweite Teil meiner Einleitung soll, ein wenig im Gegensatz zum ersten Teil, die Beziehungen darlegen, welche der Entropiebegriff trotz allem zur Pathogenese hat. Es sind zunächst drei Begriffe, die *Prigogine* in einem Vortrag, der zu Ehren von Benno Hess gehalten wurde, anführt. (Ich verdanke Herrn Hess den Hinweis auf diese Veröffentlichung.) Es sind:

- Irreversibilität
- Wahrscheinlichkeit
- Kohärenz,

und ich füge einen vierten Begriff hinzu, der (wie Prigogine feststellt) aus der Irreversibilität zwingend hervorgeht:

- Evolution.

Alle Begriffe sind in der Tat bei jeder Pathogenese, mindestens der chronischen Krankheiten, unerläßliche Konstituenten. Lassen Sie mich das kurz skizzieren.

Eine theoretische Vorbemerkung: Fraglos hat Schroedinger recht, wenn er sagt, daß der Lebensprozeß notwendigerweise mit einer Verminderung von Entropie im abgeschlossenen System eines Organismus einhergeht. Diese Aussage ist inhaltlich identisch mit der Aussage, daß Leben auf einem anabolen Stoffwechsel beruht, also auf der Synthese organischer Substanzen. Der Anabolismus wird aber mit einem quantitativ überschießenden Katabolismus bezahlt, und der Wirkungsgrad dieser Stoffwechsel-Maschine bleibt immer unter 100%. Die Annahme der Entropie ist also zwar ein geeignetes Mittel zur Beschreibung der Stoffwechsel-Bilanz, gibt aber kein Modell ab, und spielt in keinem ihrer Modelle, z. B. dem Krebs-Zyklus, eine Rolle. Auch in den eindrucksvollen Arbeiten von Benno Hess über die Dynamik biochemischer Prozesse kann ich die Entropie nicht finden (Hess 1983; Hess u. a. 1989; Hess 1990). Erst wenn man den anschaulichen Teil des Entropie-Begriffs, nämlich seine Eignung zur Beschreibung von Ordnung bzw. Unordnung hinzuzieht, tritt Entropie als eine deskriptive Größe auf. Es sind also physikalische Fragen, die mit der Entropie *zusammenhängen*, ohne daß die Lebensprozesse von ihr im deterministischen Sinn geprägt sind.

Der erste Begriff, der biologisch eng mit dem Begriff der Entropie zusammenhängt, ist die *Irreversibilität* eines physiko-chemischen Prozesses. Bekanntlich beinhaltet der Begriff der Entropie, daß, weil Wärme *nur* vom Ort höherer zum Ort niedriger Temperatur ohne Aufwendung von Arbeit fließt, daß jeder Wärmeaustausch eine irreversible Komponente hat. *Eddington* hat die Entropie deshalb als „den Pfeil der Zeit" bezeichnet. Irreversibilität bedeutet u. a. Evolution, aber ebenso auch Pathogenese. Jede Krankheit entsteht dadurch, daß Lebensprozesse durch Einflüsse vielgestaltiger Art zu fixierten (in der Regel also strukturalen) Änderungen führen, welche Funktionen beeinträchtigen. Jede Heilung ist freilich der Beweis dafür, daß auch diese Irreversibilität ihre Grenzen hat. Der Arzt ist derjenige, der biologische Prozesse in bestimmten Fällen daran hindert, irreversible Änderungen zu bewirken. In bestimmten Fällen heißt das, daß es zahlreiche, vermutlich quantitativ überwiegende Prozesse gibt, die erwünscht (weil zweckmäßig) sind, und die dennoch zu irreversiblen Resultaten, z. B. zu Wachstum, führen.

Solches Wachstum hat es dann mit einer Abnahme der Entropie zu tun, während die Zunahme der Entropie bei irreversiblen Prozessen in der Regel Krankheit bedeutet. Es wäre zu prüfen, wieweit diese Regeln gültig sind. Ohne Frage sind sie dann gültig, wenn der betrachtete Prozeß eine *Evolution* darstellt, d.h. wenn er zweckmäßig ist. *Zwecke* scheinen nur unter Abnahme der Entropie erreichbar.

Der zweite Begriff, den Prigogine anführt, ist der der *Wahrscheinlichkeit*. Alle Phänomene der Krankheit haben es, was ihre Ursachen anlangt, immer und grundsätzlich mit Wahrscheinlichkeit zu tun, was im Begriff des Risikos (der Risikofaktoren) der Krankheit seinen begrifflichen Ausdruck findet. Es gibt keine sicheren, nur wahrscheinliche Katastrophen. Aber das *Risiko* der Krankheit ist durch die Entropie nicht modellierbar, selbst dort, wo die Krankheit selbst als Zunahme der Entropie beschrieben werden kann.

Der dritte Begriff, den Prigogine zitiert, ist die *Kohärenz*, ohne die nichts und sicher keine Evolution geschieht. Die Physiologie hat aus der Technik sogar den Spezialfall einer Kohärenz von extremer Sensitivität übernommen, den Begriff *Rückkopplung* (Hassenstein 1965). Die Größe der Kohärenz bestimmt den Grad der Differenzierung eines lebenden Systems: es hat einen um so höheren „Entwicklungsstand", je mehr Rückkopplungen es hat, und im Zentralnervensystem ist das Verhältnis sogar so, daß die Zahl der Freiheitsgrade die Leistung des Systems bestimmt. In der Epilepsie (die Prigogine als Beispiel anführt) ist der Freiheitsgrad minimal, die Kohärenz maximal, das Bewußtsein erloschen. Ich habe vor Jahrzehnten versucht, noch ohne die moderne physikalische Begrifflichkeit, die Bewußtsseinshelle als Folge der Kohärenz-Abnahme zu beschreiben. Das EEG gibt die besten Möglichkeiten hierzu (Schaefer 1960).

Ein letzter Gesichtspunkt mag, so banal er ist, die biologische Rolle der Entropie weiter verdeutlichen: Leben ist immer ein Zustand im *„labilen Gleichgewicht"*. Es ist also falsch zu sagen, Leben sei ein Ungleichgewicht. Wohl ist Leben immer instabil und dennoch stabiler als fast alle Materie. Mein Leib befindet sich z.B. seit fast 86 Jahren in einem instabilen, aber stabilisierten Gleichgewicht. Ich kenne kein technisches Gerät, das dem Menschen in Stabilität Konkurrenz macht. Diese relative Stabilität ist die Folge jener besonderen Kohärenz der negativen Rückkopplung oder Regelung, welche die theoretische Instabilität des dynamischen Systems „Organismus" auf Sollwerten stabilisiert.

Für die normale Biologie ist es also ersichtlicherweise so, daß entropische Phänomene zwar die bekannten Rollen spielen, das für „Leben" typischste physikalische Prinzip aber offenbar die negative Rückkopplung, d.h. die Regelung, ist (Wagner 1961). Regelungen konsolidieren unwahrscheinliche Zustände, die also eine geringe Entropie aufweisen oder – was dasselbe sagt – einen hohen Ordnungsgrad besitzen.

Darf ich zum Schluß noch einige Bemerkungen zu Randbegriffen machen, die automatisch auftauchen, wenn von Entropie die Rede ist. Von der Irreversibilität haben wir schon gehört. Sie impliziert den Begriff der *Zeit*: als Pfeil der Zeit!

Die klassische Medizin der Jahrhundertwende kannte die Rolle der Zeit als Faktor der Pathogenese so gut wie nicht. Zwar ist der Begriff der chronischen Krankheit alt, wurde aber nur deskriptiv benutzt, ohne Einsicht in die Besonderheit der Pathogenese chronischer Krankheiten. Krehls „Pathologische Physiologie" von 1923 behandelt das Stichwort „chronisch" oder „Zeit" nicht. Seine Kapitelüberschriften sprechen von „Störungen", und das meint *akute* Veränderungen. Eine Theorie der Chronizität wurde erst durch die epidemiologische Methode Framinghams in die Medizintheorie eingeführt, und zwar zugleich mit dem Begriff Risiko. Beides, Risiko als Wahrscheinlichkeit einer Krankheit und Chronizität als deren Entstehung und Entwicklung (Evolution), bringt alle drei Begriffe, die Prigogine mit der Entropie verbindet, auch in die Medizintheorie.

Es ist aber doch so, daß diese Medizintheorie zwar evolutiv wird, also das entropische Prinzip der Irreversibilität voraussetzt, daß aber eine begriffliche Größe Entropie in dieser Theorie nicht vorkommt. Sie kommt deshalb nicht vor, weil sie keinen *Modellwert* für die Pathogenese hat. Das heißt: die Pathogenese wird, wo sie wissenschaftlich analysiert worden ist, in einem System von Begriffen und Gesetzen beschrieben, für die Entropie nicht konstitutiv ist.

Ich wiederhole: Der Begriff Entropie ist deskriptiv, aber nicht modellträchtig, im Gegensatz zu allen anderen Begriffen, die wir bislang, als mit der Entropie eng verbunden, skizziert haben.

Was unser Geburtstagskind betrifft, so gibt auch sein wissenschaftliches Werk keine Handhabe, der Entropie mehr als die Rolle zuzuweisen, die wir soeben definierten. Wohl ist Hassenstein ein Gelehrter, welcher der Entropie dadurch erhebliche Verluste zugefügt hat, daß er in sehr viele Probleme unseres täglichen Lebens einen bedeutenden Zuwachs an Ordnung brachte. Leben aber ist Rückkopplung, Regelung, unter Minderung der Entropie, und auch diese Einsicht verdanken wir dem Jubilar.

Wollte ich Hassensteins Einsichten dazu benutzen, mir einen Abgang mit Applaus zu sichern, trotz meiner Skepsis, so müßte ich emotional betont eine Sache als offenbaren Unsinn deklarieren. Hassenstein (1991) hat herausgefunden, daß die Kombination von aggressiver Emotionalität und unbegründetem Verriß einen genetisch programmierten Solidaritätseffekt hervorruft. Leider kann ich solches zum Ende dieses Vortrags nicht, denn alle Probleme sind offen und zur aggressiven Solidarisierung besteht kein Anlaß. Da der Jubilar in seinem Leben selten oder nie den Hassenstein'schen Applaus-Effekt praktiziert hat, will auch ich zufrieden sein.

Sprechen wir also emotionslos über Entropie und Pathogenität. Dann wird für uns der pathogene Nebeneffekt mit Sicherheit minimiert, und auch das offenbar auf Kosten der Entropie.

Ich darf damit diese skeptischen Bemerkungen beenden, in der Hoffnung, nicht allzuviel Unwillen erregt zu haben. Die Hinterlist, d.h. die Entropíä der Griechen, ist unübersehbar. Auch gestehe ich meine mathematische und physikalische Insuffizienz ein. Was ich wollte, ist: vor Metaphern warnen, die nichts erklären, aber den Zeitgenossen gefallen. Die „Entrópä", die Achtung, wie der griechische Dichter den Begriff verwendet, diese Achtung schulde ich nicht nur der Entropie der Physik, sondern auch allen, die heute zur Entropie etwas zu sagen haben. Ich bin sicher, daß vieles von meiner Skepsis schwindet, sich also die „Entropíä" immer mehr zu einer Entrópä verwandelt.

Literatur

Benseler GE (1882) Griechisch-deutsches Schulwörterbuch. Teubner, Leipzig, 7. Aufl.
Eddington AS (1935) Die Naturwissenschaft auf neuen Bahnen. Vieweg, Braunschweig, S 54
Hassenstein B (1965) Biologische Kybernetik. Quelle u. Meyer, Heidelberg
Hassenstein B (1991) Der Biologe. Freiburger Universitätsblätter. Romberg Verlag Freiburg, Heft 114, S 85–112
Hess B (1983) Non-equilibrium dynamics of biochemical processes. Hoppe-Seylers Z Physiol Chem 364, 1–20
Hess B (1990) Order and chaos in chemistry and biology. Fresenius J Anal Chem 337, 459–468
Hess B, Markus M, Müller SC, Plesser Th (1989) Nonlinear dynamics in chemistry and biology. Nova acta Leopoldina NF 61 (Nr 269) 79–101
Kanitscheider B (1985) Physikalische Kosmologie und Anthropisches Prinzip. Naturwiss 72 (12), 613–618
Krehl L (1923) Pathologische Physiologie, 12. Aufl. Vogel, Leipzig
Lübbers DW (1972) Einführung in die Grundlagen der Energetik. In: Gauer, Kramer, Jung (Hrsg) Physiologie des Menschen, Bd 1. Urban u. Schwarzenberg, München Berlin Wien, S 3–102
Netter H (1959) Theoretische Biochemie. Springer, Berlin Göttingen Heidelberg
Prigogine I (1989) What is entropy? Naturwissenschaften 76, 1–8
Schaefer H (1960) Bemerkungen zu einer Theorie des Bewußtseins. Psychol Beitr 4, 579–600
Wagner R (1961) Rückkopplung und Regelung: Ein Urprinzip des Lebenden. Naturwissenschaften 48, 235

Struktur und Gestalt, ein Verhältnis von Enthalpie zu Entropie

HARTMUT HEINE

1. Erkenntnistheoretische Voraussetzungen

Mit Entstehen der Hochkulturen in der Achsenzeit (500 v. Chr., Jaspers 1958) ist die Frage nach dem Werden, dem Fortschreiten von der Möglichkeit zur Wirklichkeit, der zentrale philosophische Bezugspunkt. Ein Verständnis der Natur wird dabei aus dem Verhalten natürlicher Gegensätze wie „warm : kalt", „trocken : feucht", „hart : weich" usw. abgeleitet. Während aber z. B. im chinesischen Denken komplementäre Vorgänge auf das Gegensatzpaar Yin-Yang bezogen werden, das sich in unaufhörlichen Prozessen der Umwandlung ständig ergänzt und schließlich zur Harmonie des Ganzen führt, gründet das antike griechische Denken auf der vom Wettkampf abgeleiteten Epikrateia-Vorstellung: In der Auseinandersetzung zweier Antagonisten ist unbedingt dem stärkeren, wirkkräftigeren der Vorzug zu geben.

Unter den griechischen Philosophen waren es Pythagoras und seine Schule, die im Gegensatzpaar von Form und Stoff das konstitutive Prinzip der Wirklichkeit sahen. Nach pythagoräischer Lehre siegt die Form über die Materie, da diese nur nötig ist, damit die Form sinnfällig wird.

In der chinesischen Philosophie entsteht die wirklichkeitsstiftende Yin-Yang-Polarität aus der schöpferischen Urkraft, dem Tao. Analog hatte in der ionischen Naturphilosophie Thales v. Milet den Stoff als Arché, als ein schöpferisches Chaos verstanden. In dessen ungeheuerer Dynamis sieht Heraklit den Logos, der allem Geschehen sein Maß verleiht, eine ruhelose Quelle von immer Neuem. Es ist dies jener elementare Muttergrund, den später Paracelsus als Matrix bezeichnet, aus der heraus sich die Fülle der Formen entwickelt (zur Form-Stoff-Antithetik, vgl. Bischof 1990).

Die pythagoräische Auffassung von der Form, der auch Platon und Aristoteles anhingen, ist in die bis heute gültigen Axiome der Aristotelischen Logik eingegangen. In deren Folge hat sich seit der Renaissance aus Verbindung von Experiment und deduktivem Schluß unsere moderne westliche Zivilisation entwickelt, die sich anschickt, für die gesamte Zivilisation verbindlich zu werden.

Für die Medizin als Wissenschaft ist jedoch die Aristotelische Logik nicht in dem Maße verbindlich, wie für die Naturwissenschaften. Aristoteles hat in seiner Nikomachischen Ethik selbst darauf verwiesen, daß die Schwäche seiner Axiomatik im Satz vom ausgeschlossenen Dritten liege. Platon hatte Aristoteles nämlich darauf hingewiesen, daß das Wesen philosophischer Wahrheitssuche im dialektischen Denken liege, weil diese Schlußform in jeder Situation nach den wesentlichen Gegensätzen suche, um daraus in einem synthetischen Prozeß Neues entstehen zu lassen. Doch erst Hegel hat schließlich das dialektische Denken in seine endgültige Form von These und Antithese mit Aufhebung in der Synthese auf höherer Ebene gegossen.

Das dialektische Denken hat für die Medizin deshalb größere Bedeutung als das an der Aristotelischen Logik orientierte widerspruchsfreie deduktive Schließen („entweder-oder"), weil es sich mehr um zukunftsorientiertes Verstehen dessen bemüht, was ist („sowohl als auch"), als um vergangenheitsbezogenes Feststellen, d.h. Erklären. Das Sowohl-als-Auch vernichtet Subjektivität nicht zugunsten einer seelenlosen Objektivität, sondern läßt Raum für phantasievolle Analogieschlüsse. Bezeichnend dazu sind die Ausführungen der französischen Mathematikerin Sophie Germain (1776–1831; auf Betreiben von Gauss 1831 mit der Ehrendoktorwürde der Universität Göttingen ausgezeichnet): „Die Analogie existiert, der menschliche Geist erkennt sie und vermag mit ihrer Hilfe die Gesetze des Universums zu finden und zu ordnen" (zit. nach Dalmédico 1992).

1.1. Analogie der Gegensatzpaare Form-Stoff und Struktur-Gestalt

Das durch die Aristotelische Logik festgeschriebene Primat der Form über den Stoff, eines Bestimmenden über ein Bestimmtes, ist auch in die Axiomatik der Newtonschen Mechanik eingegangen. Die sich daraus entwickelnde quantifizierende Naturwissenschaft gelangte zu der Überzeugung, daß jeder sich nicht im Gleichgewicht befindende Prozeß auf einen solchen zustrebe. Dies ist auch der Inhalt des 2. Hauptsatzes der Thermodynamik.

Experiment und deduktiver Schluß als Erkenntnisweg der Naturwissenschaften wurzeln somit im pythagoräischen Formbegriff. Wobei im Interesse möglichst störungsfreier Messungen Randbedingungen beliebig manipuliert werden dürfen. Stellt man dieser durch die Aristotelische Logik und in der Folgezeit der Newtonschen physikalischen Axiome geprägten Auffassung der Form eine „naturbelassene" gegenüber, die im folgenden als Struktur bezeichnet wird, so fällt sofort auf, welch große Rolle hier die Randbedingungen spielen: Ein Organismus muß z.B. an die ökologischen Randbedingungen angepaßt sein, und er kann sich nur durch eine ihm zuträgliche Energiezufuhr und -abfuhr („dissipative" Energie) stationär, fernab von einem thermischen Gleichgewicht erhalten. Gegenüber den abgeschlossenen Newtonschen Systemen enthalten Strukturen einen zeitlichen Symmetriebruch: Es gibt immer ein Vorher und Nachher. Strukturen sind damit irreversibel und aufgrund des Einflusses der Randbedingungen jeweils individuell geprägt. Während der pythagoräisch geprägte Formbegriff theoretisch ein unendlich kopiergenaues Reproduzieren erlaubt, verfügen Strukturen über Identität mit endlicher Kopiergenauigkeit. Begriffe wie Identität und Irreversibilität sind mit bestimmten Auswahlkriterien verbunden, d.h. sie unterliegen der Selektion.

Strukturen sind aufgrund der Stimmigkeit ihrer stofflichen Teile organisiert und zweckbestimmt. Es sind wiederum die Randbedingungen, die eine Zwangsordnung in Gestalt einer bestimmten Regelmäßigkeit bewirken: Jeder kennt die tägliche Mühe um die Ordnung auf dem Schreibtisch. Ordnungsmuster, in Anlehnung an Köhler (1920) als Gestalten bezeichnet, sind im Unterschied zu Strukturen nicht zeitgebunden. Dies bedingt, daß sich unter bestimmten Voraussetzungen Gestalten in „freier Ordnung" autonom entfalten können, wie es z. B. die Chladnischen Klangfiguren oder die Musterbildung in Flüssigkeiten zeigt, wenn das Gefäß von unten erwärmt wird. Wird der Bunsenbrenner entfernt, verschwindet auch das Muster, bei Wiedererwärmen tritt es sofort selbstorganisatorisch („eigenkatalytisch") wieder auf. Gestalten entfalten daher im Unterschied zu Strukturen keine Identität und unterliegen daher auch nicht der Selektion. Um sich als Ordnungsmuster erhalten zu können, sind Gestalten jedoch auf ständige Zufuhr eines bestimmten Betrages dissipativer Energie angewiesen. Ihr stationärer Zustand fluktuiert um einen Sollwert und bedarf daher der Regelung. Auf Gestalten ist somit der Begriff der Homöostase und damit der der Zielstrebigkeit anwendbar (Bischof 1990).

Reine Form als Struktur unterliegt zwar der Selektion, hat aber keine Homöostase, wie es das Beispiel der Verwitterung von Gebirgen zeigt; auf reine Gestalt ist nur der Begriff der Homöostase, nicht aber der der Selektion anwendbar. Da sich in einem biologischen System Zweckmäßigkeit und Zielstrebigkeit miteinander verbinden und völlig durchdringen, gilt dies auch für Struktur und Gestalt. Der sich daraus ergebende Gegensatz von Identität und Homöostase hebt sich in Biologie und Medizin im Begriff der Entwicklungs- und Anpassungsfähigkeit, d. h. der Evolution, auf. Was aber lediglich besagen will, daß Leben durch Stammes- und Entwicklungsgeschichte evolviert und nicht, daß Evolution Leben aus Unbelebtem hervorbringt.

Es bleibt jedoch zunächst die Frage offen, wie sich Struktur und Gestalt gegenseitig durchdringen können.

2. Struktur und Gestalt als Analoga von Enthalpie und Entropie

Das Gegensatzpaar Enthalpie und Entropie setzt die Form-Stoff-Komplementarität in die molekularkinetische Theorie der Wärme fort. Wenn auch der 1. Hauptsatz der Thermodynamik Wärme als Energieform bezeichnet, so ist damit nicht gesagt, welche Energieform der Wärme zuzuschreiben ist.

Die molekularkinetische Theorie der Wärme hat in der Physik der zweiten Hälfte des 19. Jahrhunderts etwas grundsätzlich Neues gebracht, nämlich statistische oder Wahrscheinlichkeitsaussagen an Stelle der bis dahin allein vorhandenen, vollkommen determinierten Behauptungen. Als Wahrscheinlichkeit eines Ereignisses wird dabei das Verhältnis der für das Ereignis günstigen Fälle zur Anzahl aller möglichen Fälle gesehen bzw. der Grad der Leichtigkeit der Verwirklichung zufälliger Ereignisse.

Der Begriff Wahrscheinlichkeit bezogen auf zufällige Ereignisse bedarf bereits einer Reihe von konstant zu haltenden Randbedingungen, die es natürlicherweise nicht gibt: In einem abgeschlossenen Raum muß sich ein Aggregat von Molekülen verschwindender Volumenausdehnung befinden; ganz im Sinne der Newtonschen Physik dürfen sie keine Kräfte aufeinander ausüben und müssen sich gleichförmig geradlinig bewegen bis sie mit anderen Molekülen kollidieren oder an die Wand des Raumes stoßen; dabei darf keine Richtung vor der anderen ausgezeichnet sein. Dieser statistisch-mechanische Ansatz versucht das makroskopische Geschehen durch mikroskopische Vorgänge mit sehr vielen Teilen und sehr vielen Freiheitsgraden zu erklären. Der Verwandlungsinhalt des Systems, seine Entropie, wie der von Clausius inaugurierte Begriff übersetzt heißt, gibt sich im augenblicklichen makroskopischen Zustand des Systems zu erkennen. Da nach dem 2. Hauptsatz der Thermodynamik in einem idealen abgeschlossenen System unter Konstanthaltung der Randbedingungen das thermische Gleichgewicht bis zur zufälligen Verteilung der Moleküle zunimmt, gilt auch, daß das Maximum an Entropie bei energetischem Gleichgewicht eintritt (Bergmann und Schäfer 1961).

Bei einem durch irreversible Reaktionsabläufe gekennzeichneten natürlichen, d. h. energetisch offenen System wird im stationären Zustand eine Entropiezunahme stets durch Austauschvorgänge mit der Umgebung ausgeglichen. Dadurch gewinnen irreversible Systeme eine gewisse Autonomie, die mit der Fähigkeit zur Selbstorganisation verknüpft ist. Im stationären Zustand trägt daher Entropie zur Ordnung und damit zur Gestaltung einer Struktur bei. Strukturen können daher in gewissem Umfang als „Zwangsordnungen" betrachtet werden. Entropiezunahme führt letztlich zur Strukturbrechung mit Auftreten neuer Strukturen. Diese können aber nur dann langfristig überdauern, wenn der Gesamtbetrag der Bindungsenergien zwischen den Molekülen größer ist als ihre Entropie. Die Differenz läßt sich als Wärmeinhalt des Systems oder Enthalpie bezeichnen (Nylén und Wigren 1958) und geht in den Strukturerhalt ein. Das Verhältnis von Enthalpie zu Entropie steht wie das von Struktur zu Gestalt in einem reziproken Verhältnis: Je mehr das eine überwiegt, vermindert sich das andere. Diese vollständige Durchdringung macht ein im Newtonschen Sinne „echtes" Gleichgewicht unmöglich. Ein stationäres Gleichgewicht liegt in dem Sonderfall vor, wenn die Austauschvorgänge mit der Umgebung keine Entropieänderung mehr bewirken.

Die in einem energetisch offenen System gegebene Irreversibilität chemischer und biologischer Reaktionen hat stets einen in die Zukunft gerichteten Zeitpfeil. Thermodynamisch ist damit stets ein Temperaturgefälle verbunden, das im einfachsten Falle zwischen zwei verschieden temperierten Kompartimenten besteht, wobei diese durch Zufuhr dissipativer Energie jeweils konstant gehalten werden. Der Hinweis auf die Kompartimente zeigt, daß sich stationäre Zustände nur in begrenzten Räumen bei irreversibler Thermodynamik entwickeln können. Morphologisch ist dies in der Vielfalt von Zellen und dem sie umgebenden Extrazellulärraum realisiert. Der Temperaturfluß geht dabei von der Zelle zum Extrazellulärraum (Trincher 1981).

Die Durchdringung von Enthalpie und Entropie schafft ein neues Phänomen, das nicht aus einem deterministischen Geschehen abgeleitet werden kann, nämlich das des Ereignisses. Denn das, was geschehen ist, hätte auch anders geschehen können. Die durch spontan eintretende Ereignisse sich ergebenden Möglichkeiten können durch Wissen nicht weiter reduziert werden, sie unterliegen Wahrscheinlichkeitsüberlegungen. Wie das Beispiel des Würfelspiels zeigt, besagen Würfelfolgen nur dann etwas, wenn es „um etwas geht". Dadurch bekommt das Ereignis einen Sinn, der durch eine Leserichtung bzw. Abfolge bestimmt wird. Diese Möglichkeit beruht auf den inneren Zusammenhängen des Systems, der Kohärenz seiner Bestandteile. Dabei können weitreichende Korrelationen einzelner Systembestandteile auftreten, wie dies besonders deutlich in der Ontogenese von Organismen erkennbar ist. Korrelationen können so u. a. zum Entstehen neuer makroskopischer Verhältnisse führen, die in biologischen Systemen evolutiv wirksam werden. Durch Korrelationen kommt das charakteristische Verhältnis des Ganzen zu seinen Teilen zustande. Jeder Teil ist dabei für den anderen „empfindlich" (Prigogine 1989). Dadurch können Faktoren eine Bedeutung gewinnen, die sonst keine Rolle spielen würden, jedoch bei Systemen im stationären Zustand, fern von einem thermischen Gleichgewicht, schon bei geringfügigsten Änderungen große Wirkungen auslösen können. Die neue Situation gewinnt aus der Aktivität des Systems selbst heraus an Bedeutung, z.B. durch Phasenübergänge und kann dadurch zur Bildung neuer Strukturen und Differenzierungen mit drastischen Unterschieden in mechanischen, optischen, elektrischen und thermischen Eigenschaften führen. Handelt es sich um biologische Systeme, behalten die Strukturen Spuren ihrer eigenen Entstehungsbedingungen, wie es Zellen, erbliche Merkmale oder die in der Ontogenese auftretenden phylogenetischen Reminiszenzen zeigen. Irreversible Prozesse innerhalb eines Systems mit ihrer sich durchdringenden Enthalpie und Entropie sind daher auch die Voraussetzung zur Entwicklung biologischer Moleküle, die als Informationsträger für andere infrage kommen.

3. Komplexitätsreduktion als Voraussetzung der Durchdringung von Enthalpie und Entropie

Die Systemtheorie ist eine Theorie zur Erfassung organisierter Komplexität. Sollen Systeme funktionsfähig sein, ist eine Reduktion der unzählig vielen und potentiell vorstellbaren Beziehungs- und Ereignismöglichkeiten durch Selektion bestimmter Beziehungen und Eigenschaften notwendig, da sonst keine systeminterne Abstimmung bzw. dissipative Gestaltbildung möglich ist.

3.1. Komplexitätsreduktion durch Selbstähnlichkeit („determiniertes Chaos")

Organismen als irreversible Systeme sind nicht linear, es gibt keine eindeutige Prognosemöglichkeit über ihren Anfangs- und Endzustand. Aufgrund der Durchdringung von Enthalpie und Entropie, von Struktur und Gestalt liegt jedoch kein vom Zufall bestimmtes Chaos vor, sondern ein von Spontaneität, d.h. Wahlmöglichkeiten geprägtes „determiniertes Chaos". Es ist durch die Selbstähnlichkeit seiner rückkoppelnd („iterativ") sich wiederholenden systeminternen Grundelemente determiniert, z.B. Zellen, Blutgefäße, Osteone usw.

Die fraktale Geometrie kann modellhaft das „determinierte Chaos" darstellen und mathematisch präzisieren. Z.B. läßt sich ein so komplexes Gebilde wie ein Farnblatt mit nur 24 Zahlen beschreiben, wogegen man einige hunderttausend Zahlenwerte der euklidischen Geometrie benötigt, um das Bild des Farnblattes auch nur in Fernsehqualität Punkt für Punkt darstellen zu können (Jürgens et al. 1989). Die fraktale Geometrie des „determinierten Chaos" spiegelt sich in der fraktalen Dimensionalität aller natürlichen Objekte wieder. Als Beispiele seien Pflanzen, Wolken, Gebirge, Flußsysteme, Herz, Arterien und Zotten der Darmschleimhaut genannt. Der Raum, den z. B. die Arterien des Menschen einnehmen ist 2,7-dimensional (Jürgens et al. 1989, vgl. Heine 1988, 1991). Diese analytisch gewonnene Theorie der fraktalen Dimensionalität natürlicher Systeme hat jedoch genauso modellhaften Charakter wie alle aufgrund geltender Logik gewonnenen Einsichten. Die Tragfähigkeit dieser Naturschau muß sich erst noch erweisen. Selbstähnlichkeit von Bauelementen als Mittel der Komplexitätsreduktion in einem System ist jedoch eine allgemeine Eigenschaft nicht-linearer Systeme und damit konstitutiv für Struktur und Ordnung.

Wenn sich auch im allgemeinen das Verhalten chaotischer Systeme nicht vorhersagen läßt, gibt es jedoch auch determinierte Bereiche, wie sie bei stationären Zuständen zu beobachten sind. Diese lassen sich innerhalb eines Zustandsraumes als sogenannte Attraktoren geometrisch darstellen. Ein Attraktor ist im Grunde alles, worauf sich ein System zubewegt oder wovon es angezogen wird. Attraktoren stellen geometrische Gebilde dar, die das Langzeitverhalten in einem Zustandsraum charakterisieren (Crutchfield et al. 1987). Z. B. wird sich eine Pendelbewegung unter dem Einfluß der Reibung auf einen unbewegten Punkt zu bewegen. Attraktor ist hier, wie für alle Systeme, die langfristig zur Ruhe kommen, ein sogenannter Fixpunkt. Systeme, die langfristig nicht zur Ruhe kommen, sondern periodisch eine Reihe von Zuständen durchlaufen, lassen sich durch den Grenzzyklus-Attraktor beschreiben. Ein Beispiel dafür sind die Herzaktionen, die sich als geschlossenes Pumpendiagramm darstellen lassen (Heine 1988). Treten in einem System mehrere Attraktoren auf, wie bei zusammengesetzten Schwingungen oder aperiodischem Verhalten, können sie in einem höherdimensionalen Attraktor aufgehen. Je komplizierter bzw. chaotischer Attraktoren werden, um so mehr Bewegung, d. h. Entropie ist im Spiel (Crutchfield et al. 1987). Attraktoren stellen daher Entropie geometrisch anschaulich dar, wodurch sie unmittelbar informativen Wert bekommt.

Das „determinierte Chaos“ erlaubt flexible Reaktionen auf kleinste Störungen und macht dadurch Anpassungsprozesse möglich. Allerdings können kleine Änderungen im gegenwärtigen Zustand des Systems, falls sie nicht kompensiert werden, durch Rückkopplung zu großen Veränderungen in der Zukunft führen. Dabei auftretende Instabilitäten können schließlich zur Aufzweigung des Systems führen, wobei verschiedene stabile Funktionsformen auftreten und sich weiterentwickeln können. Die Komplexitätsreduktion im „determinierten Chaos“ bietet somit eine Möglichkeit, zufällige Änderungen zu strukturieren und damit auch Vielfalt unter die Kontrolle der Evolution zu bringen (Crutchfield et al. 1987).

3.2. Komplexitätsreduktion durch intermolekulare Bindungen

Dort, wo Struktur auftritt und kein Zufall herrscht, wird Entropie durch intermolekulare Erkennung und Bindung „gezähmt“; eine wesentliche Voraussetzung für die Entwicklung selbstähnlicher Elemente. Denn in natürlichen Systemen kollidieren Moleküle nicht zufällig miteinander, wodurch sich auch bestimmte Bindungen vor anderen auszeichnen. In Organismen wird dies im wesentlichen durch Wasserstoffbrückenbindungen zwischen organischen Molekülen erreicht, ohne die es kein Leben gäbe (Jeffrey und Saenger 1991). Nur Wasserstoffbrückenbindungen erlauben die für biologische Prozesse erforderliche schnelle intermolekulare Erkennung. Durch ihre Assoziation und Dissoziation werden in kürzester Zeit so viele mögliche Kombinationen (pro Sekunde ca. 10^9) überprüft, daß in der Regel die passenden gefunden werden (Jeffrey und Saenger 1991).

Bei stationären Zuständen sind es daher spontan auftretende Molekülverbindungen statt zufällige Molekülkollisionen, die zu kohärenten Ordnungszuständen bzw. Gestalten mit autokatalytischen Fähigkeiten führen. Voraussetzung und Erhalt allen Lebens mit all seinen Entwicklungsmöglichkeiten ist daher an die Spontaneität molekularer Wechselwirkungen in einem energetisch offenen System gebunden. Nur dadurch kann über eine gewisse Zeit, die bei Organismen die Reproduktionszeit einschließt, ein tödliches thermodynamisches Gleichgewicht verhindert werden.

Die typische Spezifität („Schloß-Schlüssel"-Reaktion) biologischer Prozesse wird somit durch keine spezifische Wechselwirkung gewährleistet, sondern im wesentlichen durch die unspezifischen Wasserstoffbrückenbindungen. Spezifität entsteht dabei durch simultane Bildung verschiedener derartiger Bindungen zwischen sterisch komplementär organisierten Donor- und Akzeptormolekülen. Dadurch erhält das System die notwendige Enthalpie und „gezähmte" Entropie, die es weder in die zeitliche Unbestimmtheit einer dissipativen Gestalt noch in eine Struktur ohne Homöostase entgleiten läßt.

Unter den organischen Molekülen sind es vor allem die einfach gebauten Karbohydrate (Pentosen, Hexosen) und Aminosäuren, die untereinander und wechselseitig Wasserstoffbrückenbindungen ausbilden können. Dadurch wird u.a. ein ungeheueres Spektrum polymerer „selbstähnlicher" Makromoleküle realisiert, darunter sich auch die biologisch informativen Moleküle (DNS, RNS, Proteine, Lipide) befinden. Durch die Wasserstoffbrückenbindungen erfüllen Biomoleküle eine wichtige Voraussetzung für die Evolution der Lebewesen, nämlich Reduktion von Mannigfaltigkeit, ohne diese zu beseitigen (Prigogine 1989). Erst dadurch ist es möglich, daß sich Struktur und Gestalt aufgrund ihres Enthalpie- und Entropiegehaltes so vollständig durchdringen, daß fluktuierende Ordnungsmuster zu einem integrierenden Bestandteil hochkomplexer konservativer Strukturen werden, von der DNS der verschiedenen biologischen Arten bis zu Blutgefäßen, Sehnen und Knochen.

3.3. Komplexitätsreduktion durch Biorhythmen

Auf Seiten der Gestalt als regelbarer Ordnung liegt auch die Möglichkeit, den Energieumsatz eines biologischen Systems zu minimieren: Aufgrund des stationären Zustandes eines Systems treten Fluktuationen auf, die durch intermolekulare Wechselwirkungen in bestimmte Oszillationen überführt werden, die in periodische Prozesse aufgehen, die schließlich Biorhythmen aufbauen. Durch diese wird mit geringstem Energieaufwand die Energiezufuhr und der Energieumsatz aufrechterhalten. Biorhythmen ermöglichen zeitliche und räumliche Organisation, wodurch die Zuverlässigkeit der Informationsübertragung erhöht und Identität gewährleistet wird. Rhythmen ermöglichen aber ebenso eine zeitliche und räumliche Trennung biologischer Abläufe, um Interferenzen inkompatibler Prozesse zu vermeiden. Rhythmen bieten die Möglichkeit der Selbstsynchronisation und gestatten die Voraussage sich wiederholender Prozesse. Die dabei erreichten Ordnungszustände sind jedoch labil, da energetisch offene Systeme sich nur fernab von einem thermodynamischen Gleichgewicht erhalten können. Diese Labilität ist gleichzeitig Voraussetzung zur Entwicklung neuer Strukturen. Allerdings können unphysiologische Eingriffe in derart hochvernetzte Systeme autokatalytisch sehr rasch zu pathologischen, die Identität bedrohenden Ordnungszuständen führen (Heine 1991).

4. Folgerungen für eine Theoretische Pathologie

Die Gegensatzpaare Struktur-Gestalt und Enthalpie-Entropie werden synthetisch im „determinierten Chaos" energetisch offener Systeme zusammengeführt. Die zugrunde liegenden irreversiblen Prozesse realisieren dabei unter geeigneten energetischen Bedingungen Entwicklung und Differenzierung.

Aufgrund der inneren und äußeren Empfindlichkeit dieser Systeme können unvorhergesehene Entwicklungen eintreten, bis hin zu Zuständen, die als pathologisch zu beschreiben sind. Für die Entwicklung der pathischen Morphe ist es von besonderer Bedeutung, daß in einem stationären System anfangs sehr kleine Fehler durch Rückkopplung zu großen Veränderungen in der Zukunft führen können. Ab einem gewissen Zeitpunkt gewinnt dann das System ganz andere Eigenschaften. Sie sind zwar wiederum in einem sich selbst regulierenden System geordnet, aber mit neuen Sollwerten auf pathologischem Niveau. Da eine Noxe in einem System nie auf einen Einzelfaktor trifft, sondern auf eine Vielzahl wechselwirkender Faktoren, können verschiedenartige Noxen denselben Effekt (z. B. Herzinfarkt) auslösen bzw. ein und dieselbe Noxe (z. B. Streß) verschiedenartige Effekte bewirken. Dabei können Zwischeneffekte auftreten, die als weitere pathogene Faktoren das Geschehen in eine ganz andere Richtung treiben können. Statt einer ganzheitlichen können viele Teilmöglichkeiten verwirklicht werden, nebeneinander koexistieren und sich überlagern. Dies kann, wie es chronische Krankheiten und Tumoren zeigen, mit dem Weiterleben vereinbar sein, führt aber zu Leiden, Leistungsminderung und Lebensverkürzung (Hauss 1992). Der damit einhergehende Identitätsverlust ist gleichzeitig ein Verlust der rhythmischen Zeitgestalt. Letztlich kann das Geschehen in ein mit dem Leben nicht mehr zu vereinbarendes aperiodisches chaotisches Zeitverhalten unter Zerfall von Struktur und Gestalt übergehen.

Die Durchdringung von Struktur und Gestalt hat unter der energetischen Voraussetzung von Enthalpie und „gezähmter" Entropie die Vielfalt organismischer Formen hervorgebracht. Der „Gewinn" an Identität hat Selektion zur Folge und muß letztlich mit dem Tod des Individuums bezahlt werden.

Organismische Struktur braucht, um zu überdauern, rhythmische Gestaltung. Rhythmusstörungen sind daher immer struktur- und damit identitätsgefährdend. Identitätsverlust als Kennzeichen pathischer Morphe liegt in der Spanne eines Zuviel an Struktur, d. h. gebundener Energie (Enthalpie) und Zuwenig an systemkonformer Entropie. Bei Organismen ist aus molekularkinetischer Sicht die Zunahme an Enthalpie vor allem durch Zunahme von Wasserstoffbrückenbindungen (alle sklerosierenden und degenerativen Prozesse), Entropie durch deren Abnahme (alle entzündlichen Prozesse) gekennzeichnet.

Aus diesen Überlegungen kann auf eine Wesensgleichheit aller Krankheiten geschlossen werden, als Phänomen gestörter Durchdringung von Struktur und Gestalt.

Literatur

Bergmann L, Schäfer Cl (1961) Lehrbuch der Experimentalphysik, Bd 1. Walter de Gruyter, Berlin

Bischof N (1989) Ordnung und Organisation als heuristische Prinzipien reduktiven Denkens. Nova acta Leopoldina NF 63, Nr. 272:285–312

Crutchfield JP, Farmer JD, Packard NH, Shaw RS (1987) Chaos. Spektrum der Wissenschaft, Heft 2:78–90

Dalmédico AD (1992) Sophie Germain. Spektrum der Wissenschaft, Heft 2:80–87

Hauss WH (1992) Unspezifische Mesenchymreaktion und die primär chronischen Mesenchymerkrankungen. Dt Ärztebl 89:812

Heine H (1988) Gibt es ein Strukturprinzip des Myokards? Morph Jahrb 135:463–474

Heine H (1991) Lehrbuch der biologischen Medizin. Hippokrates Verlag, Stuttgart

Jaspers K (1953) Einführung in die Philosophie. Piper Verlag, München

Jeffrey GA, Saenger W (1991) Hydrogen Bonding in Biological Structures. Springer Verlag, Berlin Heidelberg New York Tokyo

Jürgens W, Peitgen HO, Saupe D (1989) Fraktale – eine neue Sprache für komplexe Strukturen. Spektrum der Wissenschaft, Heft 9:52–64

Köhler W (1920) Die physischen Gestalten in Ruhe und im stationären Zustand. Eine naturphilosophische Untersuchung. Vieweg, Braunschweig

Nylén P, Wigren N (1958) Einführung in die Stöchiometrie, 8. und 9. Aufl. Dietrich Steinkopff Verlag, Darmstadt

Prigogine I (1989) Die physikalisch-chemischen Wurzeln des Lebens. In: Meier H (Hrsg) Die Herausforderung der Evolutionsbiologie, 2. Aufl. Piper Verlag, München Zürich, pp 19–52

Trincher K (1981) Die Gesetze der biologischen Thermodynamik. Urban und Schwarzenberg, Wien München Baltimore

Verwirklichen sich Prinzipien der Entropie in der Morphogenese der Arteriosklerose?

Die Bedeutung der leiomuskulären Mediatrophie für die Entwicklung der Atherosklerose

Hans Eckart Schaefer

Prolog

Als die Kommission für Theoretische Pathologie in der Vorbereitung dieses Symposiums über Auswahl und Anordnung der in Betracht kommenden Beiträge beriet, konstatierte gegen Ende der Sitzung ein Mitglied der Runde, daß zwar kompetente Redner zu allen grundsätzlichen Aspekten des Entropieproblems gefunden seien, nur der Kernpunkt des Interesses dieser Kommission, die Pathologie – sei sie nun theoretisch oder mehr praktisch gesonnen – stumm zu bleiben drohe. In dieser Situation wurde der vom Autor etwas unreflektiert geäußerte Vorschlag, morphogenetische Probleme der Arteriosklerose unter dem Aspekt der Entropie zu thematisieren, allzu rasch akzeptiert – ein vorlautes Vorhaben, das mit zunehmendem Eindringen in die Materie durchaus zweifelhaft erscheinen mag; denn wie sollen sich Prinzipien der Thermodynamik und Informationstheorie auf die außerordentlich komplexen Äußerungen des Lebens unter pathologischen Prämissen übertragen lassen?

Entropie, Ordnung und Differenzierung

Zunächst ist wohl nur der Versuch einer Analogiebetrachtung erlaubt, die sich auf ein möglichst einfaches Paradigma als Ausgangspunkt beziehen sollte. Ein einfaches Modell für das Zustandekommen wachsender Entropie ist jenes gedachte Experiment, bei dem in einem geschlossenen System zunächst getrennt angeordnete Kugeln verschiedener Farbe durcheinander geschüttelt werden und die Wahrscheinlichkeit, daß die gestörte Ordnung durch noch so ausgedehnt fortgesetzte Schüttelversuche wieder hergestellt werden möge, – zumal mit zunehmender Anzahl der Kugeln – sinkt (Abb. 1). Dieser Ansatz ist auch auf die Mischung in thermodynamischer Bewegung befindlicher Gasmoleküle, etwa Sauerstoff und Stickstoff, übertragbar, bei der eine Umkehr des Mischungsresultates nur bei Öffnung des Systems unter Einführung von Prozeßenergie zur Trennung, etwa durch einen Verdichtungs- und Entspannungsvorgang möglich ist, einer Prozedur, wie sie in großtechnischem Maßstabe bei der Gewinnung von Stickstoff und Sauerstoff aus Luft Anwendung findet.

Nun kann man den ohne besondere Energiezufuhr weniger wahrscheinlichen Zustand der Ordnung unter morphogenetischen Gesichtspunkten mit jener Diffe-

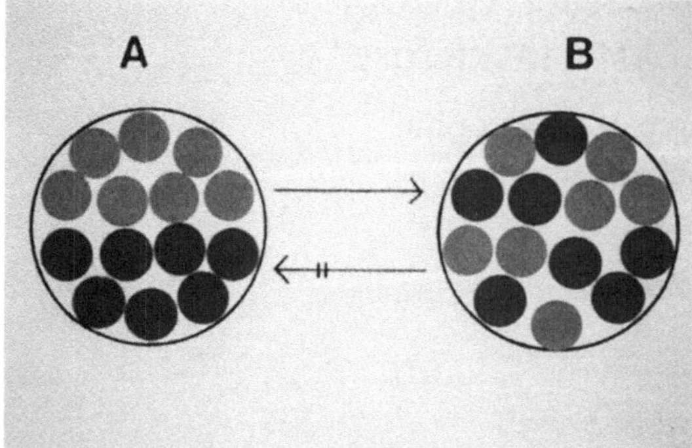

Abb. 1. Kugelmodell zur Entropie: A) Kugeln, die sich nur durch Farbqualitäten unterscheiden, befinden sich in geordneter Lagerung. B) Durch Schütteln wird die Ordnung A aufgehoben. Die resultierende Anordnung B ist im Sinne einer maximalen Entropiezunahme insofern irreversibel, als auch durch weiteres Schütteln die zufällige Rückkehr zum Zustand A unwahrscheinlich ist.

renzierung unterschiedlicher Zellen vergleichen, wie sie uns im Prozeß embryonaler Organogenese metazoischer Lebewesen entgegentritt und eine Abfolge komplexer Induktionsprozesse mit vielfältig divergierender Zelldifferenzierung voraussetzt. Die Summe dieser auch energieabhängigen Vorgänge, die dazu führen, daß bestimmte Zellen nur ausgewählte Motive aus der umfangreichen Gesamtheit ihres an sich verfügbaren genetischen Repertoirs exprimieren, kann als Differenzierungsenergie verstanden werden. Darüber hinaus kann man davon ausgehen, daß die Aufrechterhaltung eines einmal erreichten Ordnungszustandes, also einer Differenzierung, in vivo von einer ständigen Verfügbarkeit von Stoffwechselenergie abhängig ist und insofern einen im Prinzip labilen Zustand niedriger Entropie darstellt.

Ordnung glatter Muskelzellen in der arteriellen Gefäßwand

Lassen Sie uns im folgenden diese Überlegungen auf die Ausbildung eines solitären, für die kontraktile Kompetenz glatter Gefäßmuskelzellen essentiellen Merkmales, nämlich die Expression von α-Aktin übertragen. Eine zur Darstellung dieses Proteins durchgeführte immunhistochemische Färbung an Paraffinschnitten mit der ABC-Technik nach Hsu et al. (1981) in der Modifikation von Schaefer (1984) eines im thorakalen Abschnitt geführten Querschnittes durch einen 10 Wochen alten menschlichen Embryo, der Wirbelkörper, die Lungenanlagen und das Herz erkennen läßt, zeigt, daß das braun dargestellte α-Aktin nur in wenigen Gewebestrukturen vorkommt, nämlich an bestimmten Orten der Herzvorhöfe, in der Wand des Ösophagus und in höchster Konzentration in der Wand der Aorta, dort unter absoluter Aussparung des Endothels und der Adventitia (Abb. 2). Auch die in diesem Entwicklungsstadium bereits angelegten Koronararterien werden in der Media aus dicht angeordneten glatten Muskelzellen aufgebaut, die das Merkmal α-Aktin bereits voll exprimieren und sich insofern von allen anders differenzierten Zellen ihrer Umgebung unterscheiden.

Unternehmen wir nun einen Sprung vom embryonalen arteriellen Gefäßsystem zum jugendlichen Erwachsenen, so sind am Aufbau der Aorta die gleichen, be-

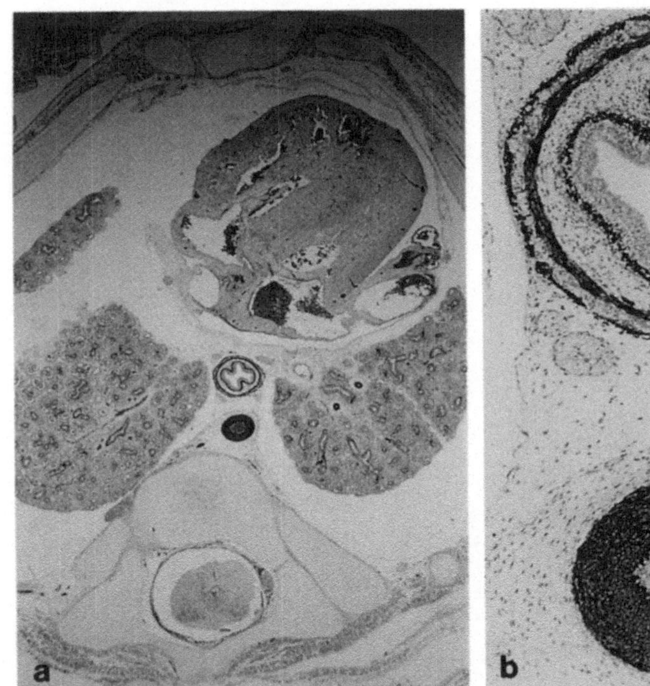

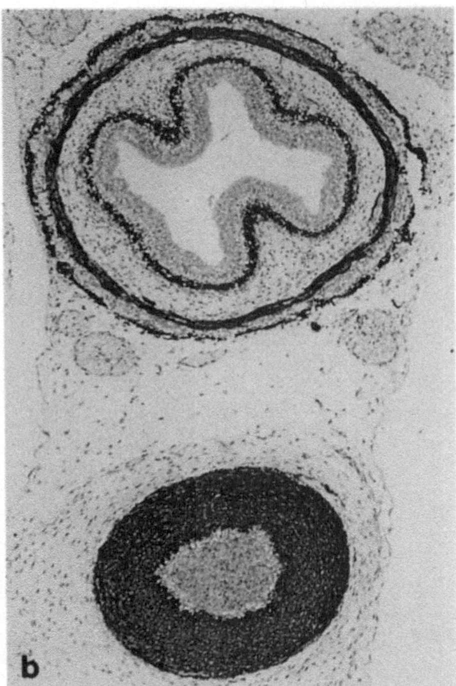

Abb. 2 A, B. A) Horizontalschnitt durch den Thorax eines 10 Wochen alten menschlichen Embryo mit Anschnitt (von oben nach unten aufgezählt) von Sternum, Herz, Ösophagus, Aorta, den beiden Lungenflügeln (links und rechts) und Wirbelkörper mit Rückenmark. Die immunhistochemische Darstellung von α-Aktin (braun) läßt leiomuskuläre Strukturen nur im Bereiche der Aorta, der Ösophagusmuskulatur, der Koronararterien und kleiner intrapulmonaler Arterien sowie an wenigen Stellen in der Vorhofmuskulatur im Sinne einer hoch selektiven Expression dieses Zellmarkers erkennen. – B) Ausschnitt aus A) mit Querschnitten durch Ösophagus (oben) und Aorta descendens (unten).

reits früh angelegten glatten Muskelzellen beteiligt und lassen sich immunhistochemisch anhand ihres Gehaltes an α-Aktin besser als mit jedem anderen Färbeverfahren darstellen und von ihrer Umgebung unterscheiden (Abb. 3). In der Gefäßmedia sind die glatten Muskelzellen in gleichmäßigen Abständen in eine extrazelluläre Fasermatrix eingelagert, die aus Proteoglykanen, kollagenen Fasern und parallel orientierten elastischen Fasern aufgebaut wird (Abb. 4). Die derart gestaltete Gefäßmedia ist von der Intima durch die als gewelltes Band imponierende elastische Lamelle der Elastica interna abgegrenzt. – In der zum Gefäßlumen hin durch das Endothel begrenzten Intima treten weitere, α-aktinhaltige, jedoch nicht bipolare, sondern im Flachschnitt oder Häutchenpräparat sternförmig multipolar gestaltete, sog. myointimale Zellen auf, die Langhans (1866) ausführlich beschrieben hat. Übrigens scheint sich die erste lateinische Darstellung dieses intimalen Zelltypes gemäß Thoma (1883) auf Risse (1853) zurückführen zu lassen.

Die besonders im immunhistochemischen Präparat durch die Darstellung des α-Aktins prägnant sichtbar werdende Strukturierung der Media mit ihrer gleich-

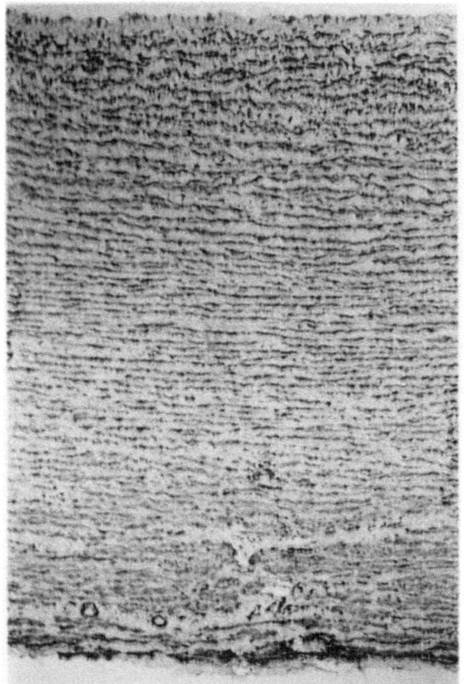

Abb. 3. Normale Dichte und Anordnung α-aktinpositiver (braun) glatter Muskelzellen in einem Querschnitt durch die Aorta thoracalis bei einem 23jährigen.

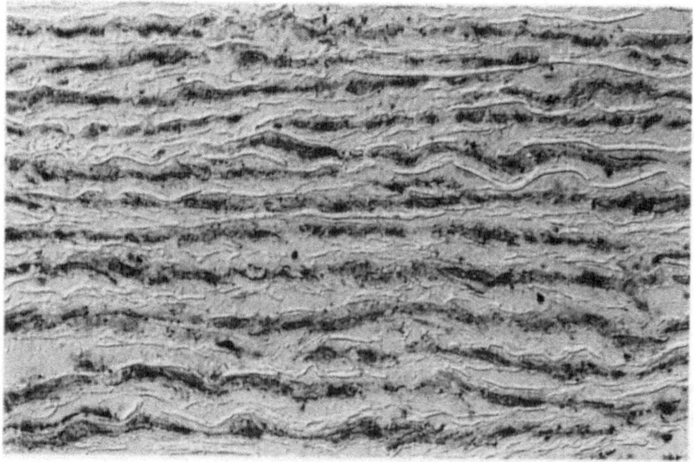

Abb. 4. Ausschnitt aus Abb. 3. Die höhere Vergrößerung läßt eine gleichmäßige Schichtung glatter Muskulatur mit zwischengelagerten interzellulären Matrixbändern und wellenförmig angeordneter, durch stärkere Lichtbrechung hervorgehobenen elastischen Lamellen erkennen.

mäßigen Abfolge von α-aktinpositiven (Zytoplasma glatter Muskelzellen) und α-aktinnegativen (extrazelluläre Matrix) Elementen signalisiert einen Grad höchster Ordnung, der sich signifikant von gewöhnlichen, insofern niedriger organisierten Bindegewebsstrukturen unterscheidet. Diese Ordnung entspricht in dem eingangs erwähnten Kugelmodell dem Zustand A.

Ordnungsverlust und leiomuskuläre Atrophie der Media – Zunahme der Entropie

Verfolgt man das weitere Schicksal dieses Ordnungszustandes mit fortschreitendem Erwachsenenalter, so wird deutlich, daß früher oder später in einem individuell durchaus wechselnden Umfange diese Ordnung insofern aufgehoben wird, als zunächst in kleinen, schließlich größeren Bezirken der Media aortae die α-aktinpositiven glatten Muskelzellen einem fortschreitenden Schwund unterworfen sind, wobei ihr Volumenanteil an diesem Gewebe meist durch nicht elastische Matrixelemente (kollagene Fasern, Proteoglykane) ersetzt wird (Abb. 5). Die elastische Faserstruktur der Media weist schließlich Brüche auf, an deren Stelle Chondroitinsulfat akkumuliert (Taylor 1953).

In einer umfangreichen Studie haben wir mit dem Punkt-Treffer-Verfahren an 120 Aorten aus allen Altersklassen (6 Monate – 87 Jahre) diesen Vorgang morpho-

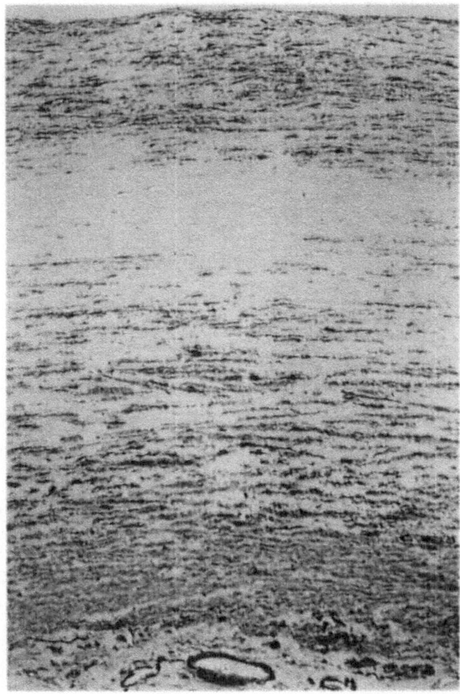

Abb. 5. Ausgedehnte, jedoch unregelmäßig fokal angeordnete Atrophie der glatten Muskulatur der Tunica media aortae ascendentis bei einem 70jährigen. Immunhistochemische Braunfärbung α-aktinpositiver glatter Muskelzellen.

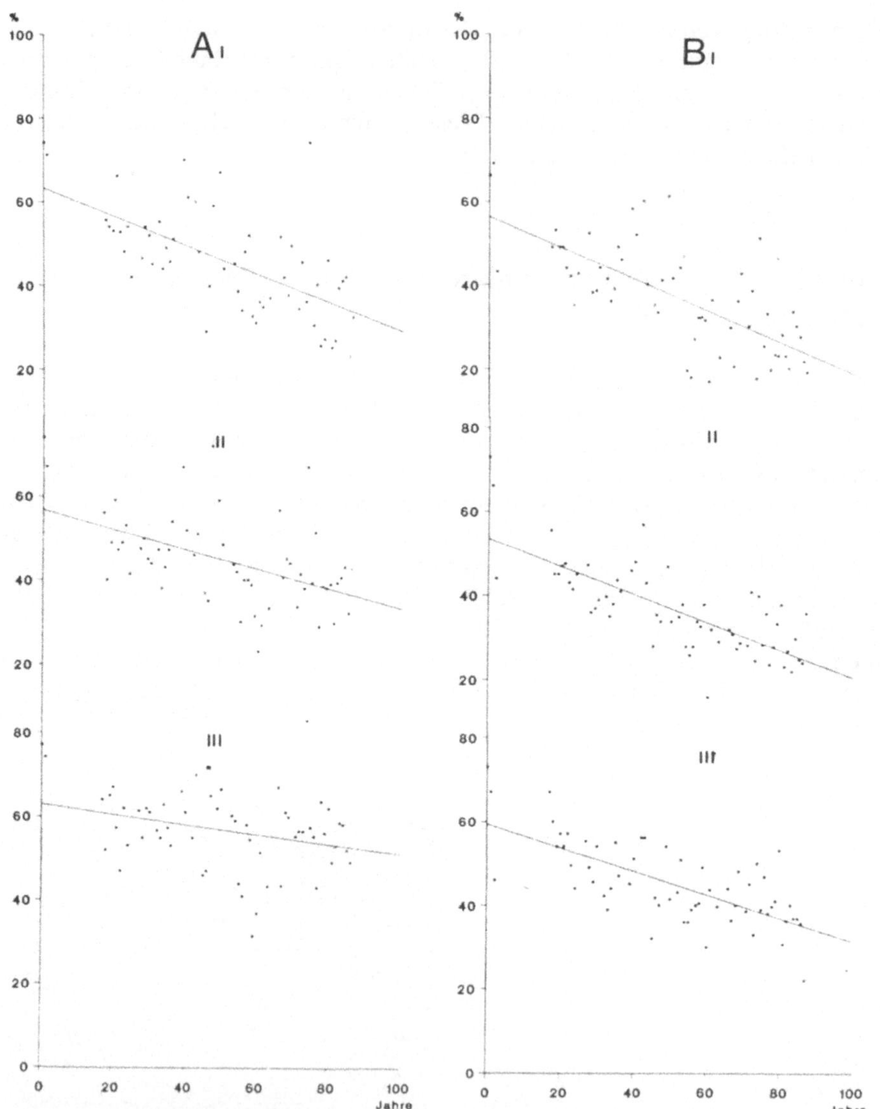

Abb. 6 A–B. Altersabhängige Regression der Volumendichte α-aktinpositiver Leiomyozyten I) im inneren, II) im mittleren und III) im äußeren Drittel der Tunica media der A) aszendierenden und B) abdominalen Aorta (Bürger 1993)

metrisch analysiert (Schaefer und Bürger 1992; Bürger 1993). Dabei wird deutlich, daß sowohl in der Aorta ascendens als auch abdominalis spätestens mit dem 20. Lebensjahr beginnend die volumetrische Dichte α-aktinpositiver Strukturen (glatter Muskelzellen) kontinuierlich abfällt (Abb. 6). Der immunhistochemische Nachweis von α-Aktin ist wie keine andere Färbetechnik geeignet, glatte Muskelzellen unterschiedlichster morphologischer Prägung bis in ihre äußersten Grenzen

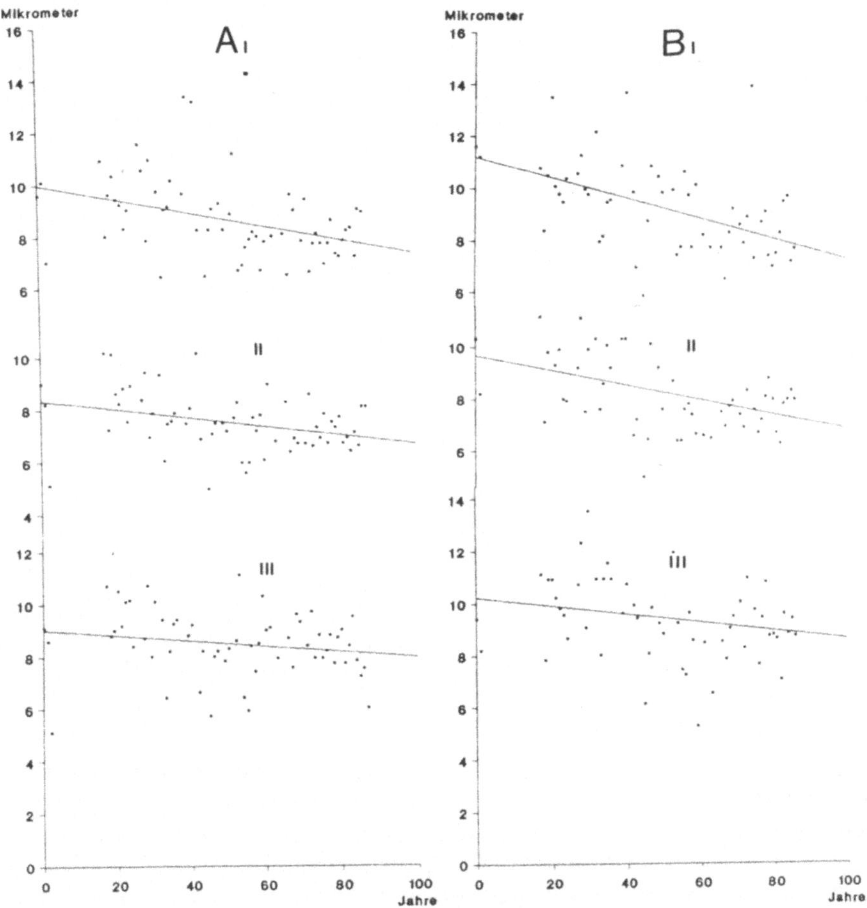

Abb. 7 A, B. Altersabhängige Regression des mittleren Durchmessers α-aktinpositiver Leiomyozyten I) im inneren, II) im mittleren und III) im äußeren Drittel der A) aszendierenden und B) abdominalen Aorta (Bürger 1993).

anzufärben, da die Aktinfilamente stets bis an die Zellmembran reichen, mit der sie im Bereiche der elektronenmikroskopisch sichtbaren sog. dense plaques unmittelbar verbunden sind (Campbell und Campbell 1985). Dank dieser Verteilung sind solche Präparate nicht nur zur numerischen, sondern auch volumetrischen Morphometrie geeignet. Betrachtet man das innere, mittlere und äußere Drittel der Gefäßmedia differenziert, so ist dieser Prozeß im inneren Mediadrittel etwas prominenter ausgeprägt, als in den mittleren und äußeren Mediaschichten. Diese leiomuskuläre Atrophie äußert sich in einer Abnahme sowohl der volumetrischen als auch numerischen Dichte α-aktinpositiver Strukturen. Zumindest im inneren Mediadrittel nehmen auch die mittleren Zelldurchmesser der Leiomyozyten signifikant ab (Abb. 7). Da die Gesamtdicke der Gefäßwand altersabhängig eine unverhältnismäßig geringere Zunahme zeigt, kann davon ausgegangen werden, daß der Schwund der glatten Muskulatur von einer Zunahme von extrazellulärer Matrix,

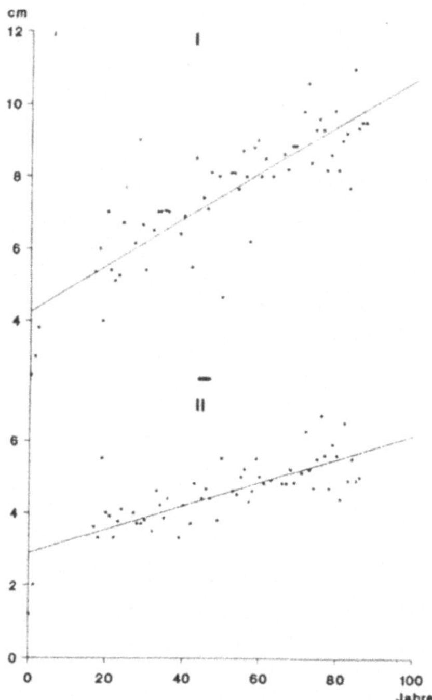

Abb. 8. Altersabhängige Zunahme des Umfanges I) der aszendierenden und II) der abdominalen Aorta (Bürger 1993).

hier von Proteoglykanen (Taylor 1953: Chondroitinsulfat) und kollagenen Fasern, begleitet wird, wie dies durch die quantitativen Meßergebnisse von Smith (1965) belegt worden ist. Wohl auf die geminderte kontraktile Kompetenz ist die mit dem Alter zunehmende Dilatation der Aorta zurückzuführen (Abb. 8). Individuell extreme Formen der leiomuskulären Atrophie liegen der Bildung arteriosklerotischer Aneurysmen zugrunde (Schaefer 1990).

Übrigens ist dieser altersabhängige Schwund von glatten Muskelzellen aus der Media nicht mit deren Emigration in die Intima zu erklären. Zwar ist eine solche Wanderung als Erklärung für die gut belegte Dickenzunahme der Intima (Movat et al. 1958) von Wissler (1980) und anderen Autoren (Übersicht: Ross 1986) immer wieder postuliert worden; aber gerade an dem von uns untersuchten Aortengewebe läßt sich zeigen, daß die „Ausdünnung" glatter Muskelzellen auch in solchen Mediaabschnitten stark ausgeprägt sein kann, die nicht unmittelbar zu einer zellreichen arteriosklerotischen Läsion der Intima in räumlicher Beziehung stehen. Vielmehr läßt sich die besonders in Koronararterien oft prominente, zell- und faserreiche Intimasklerose von einer Proliferation und synthetischen Aktivität der dort primär existenten myointimalen Langhanszellen ableiten.

In gewisser Hinsicht bestätigt unsere Beobachtung einer altersabhängigen leiomuskulären Atrophie der Media, die besonders von Thoma im 19. Jahrhundert (1883, 1884, 1886, 1888) in umfangreichen Messungen hervorgehobene altersabhängige Erweiterung von Arterien (besonders der Aorta) infolge eines gewissen Schwundes der Tunica media („Mediomalazie"). Freilich standen Thoma trotz seiner Erfindung des ersten Schlittenmikrotoms (Doerr, persönliche Mitteilung) noch nicht jene färberischen Mittel zur Verfügung, die eine exakt differenzierende Anfärbung von glatten Muskelzellen erlauben. Thoma hatte die Mediaatrophie mit der arteriosklerotischen Intimaverbreiterung im Sinne einer „kompensatorischen fibrosierenden Endarteriitis“ in Zusammenhang gebracht und das Postulat aufgestellt, daß jede durch Gefäßwanddilatation hervorgerufene Verlangsamung des Blutstromes einen Reiz zur Intimaproliferation auslöse, woraus tendenziell wiederum eine Verkleinerung des Gefäßdurchmessers mit entsprechender Anhebung der Strömungsgeschwindigkeit resultiere. Mit der Mediomalazie wurde nicht nur eine diffuse arteriosklerotische Intimafibrose, sondern – infolge einer mehr lokalen Mediaschwächung – auch die örtliche Plaquebildung („Arteriitis nodosa“) erklärt. Aus einer Reihe, hier nicht im einzelnen diskutierbarer Gründe hat der von Thoma postulierte einfache Zusammenhang zwischen verminderter Strömungsgeschwindigkeit und konsekutiver Intimafibrose weitgehende Ablehnung gefunden. Im Lichte unserer Ergebnisse und der im folgenden ausführlicher darzustellenden Zusammenhänge mit anderen atherogenen Faktoren läßt sich jedoch die Feststellung von Doerr (1960) nur bestätigen: „Die Angiomalazielehre Thomas ist also nicht tot. Sie hat aber einen anderen Sinn bekommen.“

Übrigens zeigt die morphometrisch bestimmbare Kinetik der Entwicklung einer leiomuskulären Atrophie bezüglich ihres Eintritts schon im frühen Erwachsenenalter eine bemerkenswerte Parallelität zu jener altersabhängig zunehmenden Kalziumkonzentration, wie sie in Koronargefäßen des Menschen von Fleckenstein und anderen Autoren beschrieben worden ist (Bürger 1939; Andersson et al. 1986; Fleckenstein et al. 1990, 1990). Versucht man, histochemisch mit der von Kóssa-Färbung Typ II (von Kóssa 1901) parallel oder simultan zur α-Aktin-Darstellung Kalziumablagerungen in der Aorta darzustellen, so treten zumindest lichtmikroskopisch Kalziumablagerungen fast ausschließlich extrazellulär auf, wobei die Kalziumdepots häufig in Zonen eines herdförmigen Schwundes der glatten Muskelfasern akzentuiert liegen. In der Aorta sind dies Ablagerungen außerhalb der elastischen Fasern in der vorwiegend von Proteoglykanen und Kollagenfasern zusammengesetzten Matrix zu beobachten (Abb. 9). Dies steht in einem gewissen Gegensatz zu einer primär präferenziell in der Elastica interna auftretenden Kalzinose in peripheren Arterien vom muskulären Typ (Andersson et al. 1986). Das (scheinbare) Fehlen von Kalziumablagerungen intrazellulär mag damit zusammenhängen, daß die Sensitivität des lichtmikroskopischen histochemischen Kalziumnachweises nicht ausreichend hoch ist, um eine im Sinne von Fleckenstein toxische Kalziumkonzentrationserhöhung in glatten Muskelzellen darzustellen. Tatsächlich haben Staubesand und Seydewitz (1981) elektronenmikroskopisch histochemische Befunde erhoben, die die Existenz eines zytotoxisch wirksamen Kalziumkonzentrationsanstieges in glatten Muskelzellen von Koronararterien nahelegen. Im Sinne der von Fleckenstein entwickelten Vorstellung erscheint es insofern zumindest denkbar, daß der fortschreitende Schwund glatter Muskulatur mit einer toxischen intrazellulären Kalziumakkumulation in Zusammenhang steht. Wenn ein daraus resultierender Muskelzelluntergang nicht in Form von sichtbaren Nekrosen direkt nachweisbar ist, so dürfte dies mit dem Umstand zusammenhängen, daß sich der Schwund der glatten Muskulatur im Laufe von Jahrzehnten langsam entwickelt. Bei einem derartig zeitlich gestreckten Ablauf erscheint es statistisch wenig wahrscheinlich, daß Einzelzellnekrosen sichtbar in Erscheinung

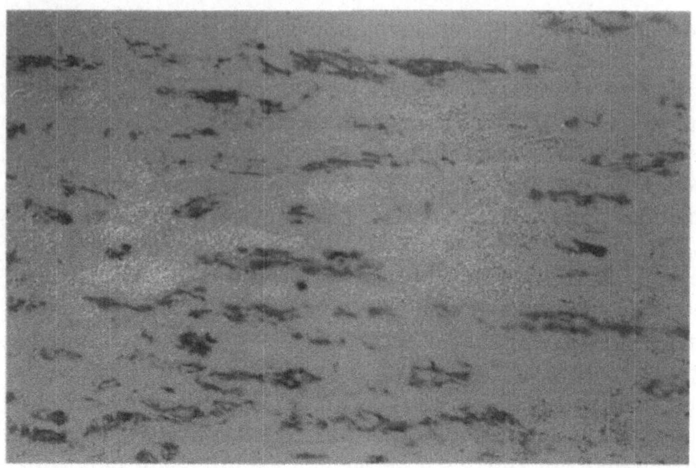

Abb. 9. Interstitielle Verkalkung der Tunica media aortae thoracalis bei einem 60jährigen (Biopsie gewonnen bei Anlage eines koronaren Bypass). Simultane Darstellung α-aktinpositiver (braun) glatter Muskelzellen sowie von Kalziumphosphatablagerungen (grün) mit der von Kóssa-Reaktion. Kombinierte Durch- (sichtbares Licht) und Auflichtbeleuchtung (polarisiertes Ultraviolettlicht: Grünpolarisation anisotroper Silberpräzipitate der von Kóssa-Reaktion). Ausschließlich extrazelluläre Lokalisation der Kalziumdepots.

treten. – Übrigens lassen unsere morphometrischen Ergebnisse auch die Deutung zu, daß im Rahmen einer Degeneration von Muskelzellen α-Aktin aus an sich noch lebensfähigen Zellen vollkommen schwindet, so daß terminal eine eher fibroblastenartige Zelle resultiert, ohne daß ein Zelltod auftreten muß. – Das also überwiegend extrazellulär nachweisbare Kalzium wird mit der Bildung sog. Matrixvesikeln in Zusammenhang gebracht, die reich sind an kalziumbindenden sauren Phospholipiden (insbesondere Phosphatidylserin), aus denen durch alkalische Phosphatase, anorganische Pyrophosphatase, 5-AMPase, ATPase und sonstige Nukleosidtriphosphatasen Phosphationen freigesetzt werden können. Unter diesen Bedingungen kann das intravesikuläre Ionenprodukt $[Ca^{2+}] \times [PO_4^{3-}]$ kritisch ansteigen und die Ausfällung von $CaPO_4$ in Form von mikrokristallinem Hydroxylapatit auslösen (Andersson et al. 1986). Offenbar tragen komplexe Proteolipide zur Nukleation von Hydroxylapatit bei (Romeo et al. 1986). Darüber hinaus erscheint aber eine primär intrazelluläre, nämlich intramitochondriale Nukleation von Hydroxylapatit vorzukommen (Andersson et al. 1986), die möglicherweise in einem direkteren Zusammenhang mit der Degeneration von glatten Muskelzellen steht. Aus dem epitaktischen Wachstum einmal entstandener Kalziumphosphatkristalliten resultiert die später auch lichtmikroskopisch sichtbare, extrazelluläre Kalzinose. In diesem Zusammenhang ist die allerdings nicht endgültig belegte Hypothese von der Existenz eines primären kalziumbindenden Matrixproteins – Atherokalzin – bemerkenswert, das zur Gruppe der kalziumbindenden γ-Karboxy-Glutaminsäure enthaltenden Proteine gerechnet wird (Lian et al. 1978; Levy et al. 1979).

Bei einer statistisch summarischen Betrachtung der morphometrischen Daten wird weniger deutlich, daß der Schwund der glatten Muskulatur insofern mit einer zunehmenden Unordnung verbunden ist, als die Kontinuität der Schichtung glatter Muskelzellen durchaus unregelmäßig unterbrochen wird. Häufig kommen in irregulärer Verteilung größere und kleinere Zonen eines kompletten Schwundes glatter Muskelzellen neben besser intakten Bereichen vor. Um im Bilde des Kugelmodelles zu bleiben: Der anfängliche Zustand höchster Ordnung geht mit altersabhängiger leiomuskulärer Atrophie in einen Zustand zunehmender Unordnung über. Freilich ist der Vergleich des Ordnungszustandes im Kugelmodell mit demjenigen der Differenzierung der Aortenmedia insofern nur begrenzt möglich, als im geschlossenen System des Kugelmodells die Anzahl verschiedenfarbener Kugeln gleich bleibt, während im Falle der leiomuskulären Atrophie der Aortenmedia die numerische Dichte einer „Kugelart" abnimmt, nämlich diejenige der α-aktinpositiven glatten Muskelzellen. Dennoch kann man die alterungsbedingte Abnahme der Differenzierungsordnung in der Aortenmedia, bezogen auf das Mischungsverhältnis von glatter Muskulatur und Matrixelementen als einen mit zunehmender Entropie einhergehenden und typischerweise irreversiblen Vorgang verstehen, der übrigens für die Alterungsprozesse auch anderer Gewebsarten als paradigmatisch angesehen werden kann.

Konsequenzen der leiomuskulären Mediaatrophie für die Morphogenese der Atheromatose

An dieser Stelle stellt sich im Sinne der vorgegebenen Thematik die Frage, ob und auf welche Weise die Genese der übrigen pathomorphologischen Phänomene der Arteriosklerose durch eine primäre, unter Entropiezunahme eintretende leiomuskuläre Atrophie der Gefäßmedia beeinflußt oder sogar gesteuert wird.

Zu den typischen Merkmalen der Arteriosklerose (Lobstein 1833) oder besser gesagt der Atherosklerose im Sinne der Terminologie von Marchand (1904) rechnet die Bildung von Atheromen. In voller Ausprägung handelt es sich bei diesen Läsionen um eine zentrale Ansammlung eines extrazellulären Gemisches heterogener Lipide (Schettler 1958; Smith und Slater 1972; Katz et al. 1976) mit besonders hoher Konzentration an teilweise verestertem Cholesterin, wie 1910 erstmals von Windaus auf Anregung von L. Aschoff mit der damals neu entwickelten Digitoninfällungsmethode biochemisch quantitativ nachgewiesen worden war und in der späteren Literatur vielfach bestätigt werden sollte (z. B. Smith 1965). Unverestertes Cholesterin, das in Form mehr oder weniger großer, rhombisch tafelförmiger Kristalle (Virchow 1858) als Cholesterinmonohydrat (Katz et al. 1976) ausfällt, hatte Virchow mit einer der historisch gesehen ersten histochemischen Methoden schon 1858 identifiziert. Die grützebreiartige (griechisch: athare) Beschaffenheit hat dieser Läsion den Namen gegeben. Der wechselnd große, zentrale Lipidherd wird außen von Makrophagen umgeben, die aufgrund ihrer massiven Lipidspeicherung schaumzellig transformiert sind (Abb. 10). Offenbar ist die lokale Lipidakkumulation und fokale Anreicherung von Cholesterin auf die Sammlertätigkeit der Makrophagen zurückzuführen (Abb. 11) (Anitschkow 1915, 1922; Poole und Florey 1958; Adams et al. 1975; Wolman und Gaton 1976; Adams und Bayliss 1976, 1980; Gaton und Wolman 1977; Schaefer und Assmann 1980; Aquel et

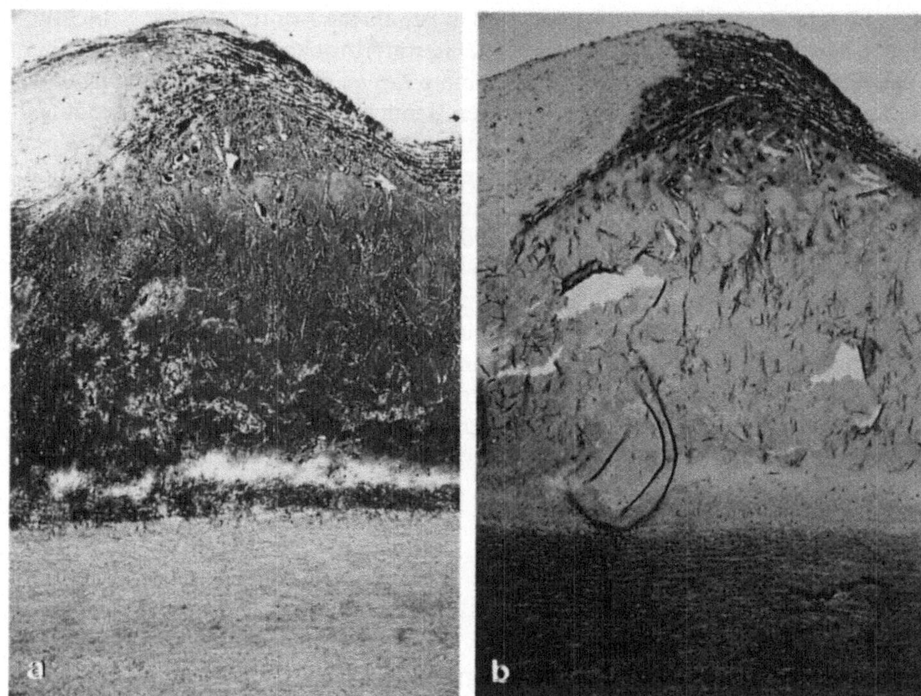

Abb. 10 A–B. Voll entwickeltes Atherom. In Sequenzschnitten sind A) die sudanophilen Lipidablagerungen (rot) dargestellt sowie B) die saure phosphatasepositiv reagierenden (rot) Makrophagen im Polbereich des voll entwickelten Atheroms. Das nekrotische Zentrum des Atheroms enthält keine Makrophagen. In der Übergangszone ist jedoch der Untergang der Makrophagen anhand der zum Teil diffusen Anfärbung des resultierenden Detritus bei der saure Phosphatase-Reaktion angedeutet. Das Zentrum des Atheroms (Rißartefakte) läßt stärker lichtbrechende nadelförmige Cholesterinkristalle erkennen.

al. 1985; Jonasson et al. 1986; Michinson et al. 1986; Tsukada et al. 1986; Roessner et al. 1987), und aus dem Zelltod verfetteter Makrophagen resultiert schließlich das zentrale, zellfreie Lipiddepot des Atheroms („Makrophagenfriedhof", Schaefer 1981) (Abb. 12). Außer den phagozytären Schaumzellen finden sich in der Randpartie des Atheroms kollagenfasernbildende Zellen (Schönfelder 1969; Feigl 1975; Smith und Heath 1980; Krushinsky et al. 1983; Pitas et al. 1983; Orekhov et al. 1984; Gabbiani 1986; Gown et al. 1986), die sich zumindest teilweise von den bereits erwähnten myointimalen Langhanszellen (Langhans 1866) ableiten und deren abnorme Synthese von Kollagen Typ I (McCullagh und Ballian 1975; McCullagh et al. 1980) zu einer narbenartig ausgeprägten Fibrose im Randbereich des Atheroms führt. Übrigens zeichnen sich auch nicht atherosklerotisch veränderte Gefäßabschnitte des Menschen durch eine in der Jugend beginnende, bis in das Alter ständig fortschreitende fibrotische Intimaverdickung aus, wie sie in dieser Form den nicht zur spontanen Atherosklerose neigenden Tierarten fremd ist (Wilems 1951).

Nach dem derzeitigen Verständnis resultiert die der kompletten Atherombildung vorausgehende Verfettung von Makrophagen in der Gefäßintima aus dem

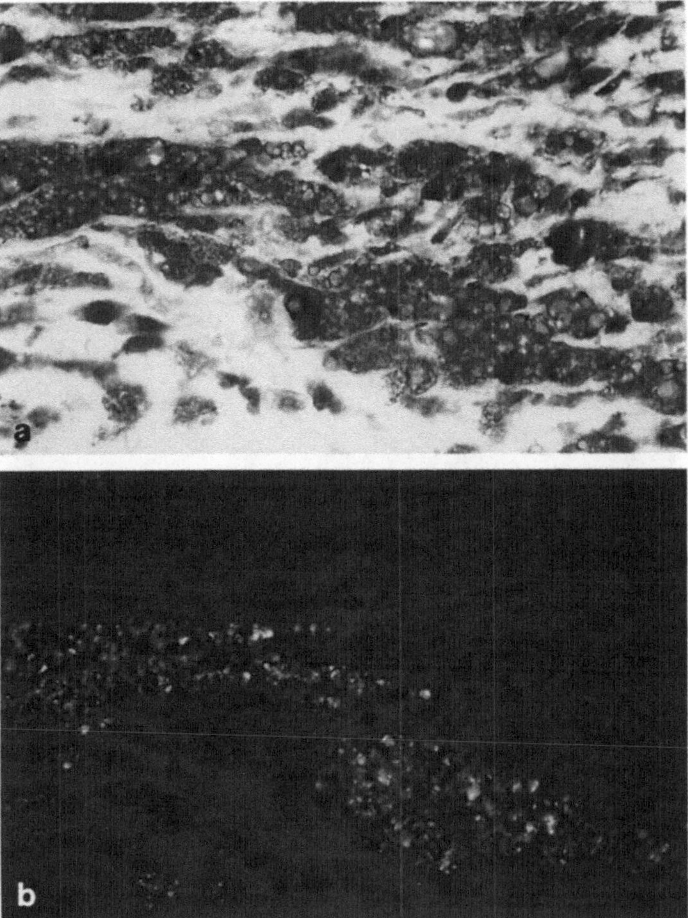

Abb. 11A,B. Makrophagenreiche Randzone eines voll entwickelten Atheroms. A) Rote Anfärbung der Makrophagen anhand ihrer histochemisch positiven Reaktion für saure Phosphatase (Substrat: Naphthol-AS-BI-Phosphat; Hexazoniummethode in der Modifikation von Schaefer 1984; das rote Reaktionsprodukt ist fettunlöslich und kann daher nicht artifiziell in die lipidreichen Strukturen des Atheroms diffundieren!). B) Gleicher Ausschnitt wie A) im polarisierten Licht: Jüngere Makrophagen (obere Bildhälfte) enthalten noch kein optisch anisotropes Cholesterin. Gealterte Makrophagen (mittlere und untere Bildhälfte) in der unmittelbaren Umgebung des sich entwickelnden nekrotischen Zentrums zeigen dagegen eine progressive Cholesterinanreicherung mit optisch anisotropen Einschlüssen von Cholesterinestern und beginnender Cholesterinkristallbildung.

Eintritt von Lipoproteinen des Blutes in die Gefäßwand. Ein solcher Transport findet offenbar physiologischerweise statt und wird dadurch ermöglicht, daß zumindest kleine Lipoproteine, also HDL (high density lipoprotein) mit einem Durchmesser um 100 Å, LDL (low density lipoprotein) mit einem Durchmesser um 200 Å und IDL (intermediär dichte Lipoproteine) bzw. die im Durchmesser kleinsten Anteile der VLDL-Klasse (very low density lipoprotein) in die bis zu Durchmessern von maximal 750 Å großen Transportvesikeln der Endothelzellen

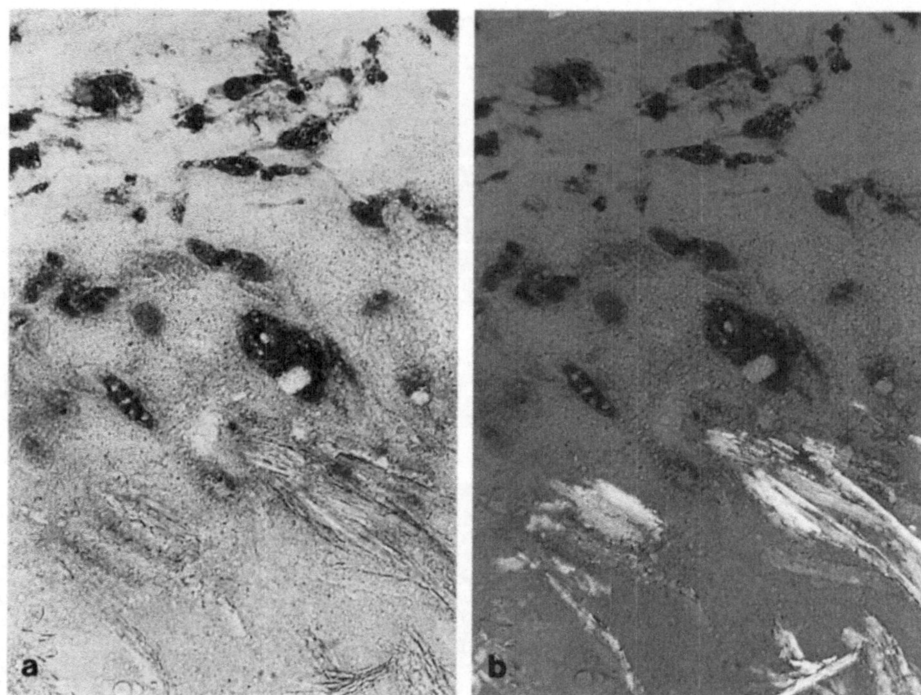

Abb. 12 A, B. Randzone eines nekrotischen (untere Bildhälfte) Atheromherdes mit Darstellung der Makrophagen durch enzymhistochemischen Nachweis der sauren Phosphatase (rot). A) Am Übergang zum nekrotischen Zentrum wird der Zerfall von Cholesterin speichernden Makrophagen durch die Freisetzung zum Teil extrazellulär lokalisierter saurer Phosphatase sichtbar. B) Gleicher Ausschnitt wie A) mit Darstellung optisch anisotroper Kristalle von Cholesterinmonohydrat innerhalb des nekrotischen Zentrums.

hineinpassen und so aktiv vom Blut in das Interstitium der Gefäßwand transportiert werden können (Stein et al. 1973). Die Konzentration besonders der als atherogen erkannten Lipoproteinarten LDL (und IDL) im Interstitium der Gefäßwand ist proportional zur Konzentration im Blutplasma (Smith und Slater 1972).

Wesentlich für die Auslösung atherosklerotischer Prozesse scheint aber nicht nur die Konzentration, sondern das indirekt mit der Konzentration korrelierende Alter der Lipoproteine zu sein. Nicht gealtertes, chemisch intaktes LDL wird normalerweise nur über den von Goldstein und Brown entdeckten LDL-Rezeptor in Zellen aufgenommen (Goldstein und Brown 1974; Brown et al. 1975). Diese Form der rezeptorvermittelten Endozytose ist durch negative Rückkopplung derart reguliert, daß bei genügend hoher intrazellulärer Cholesterinkonzentration eine unerwünschte Aufnahme des an Cholesterinestern reichen LDL unterbleibt. Das pathologische Phänomen einer Verfettung durch übersteigerten LDL-Import wird so verhindert (Goldstein und Brown 1977). – Übrigens ist das Prinzip einer rezeptorvermittelten Endozytose von Cholesterin schon 1914 von Anitschkow postuliert worden. – Wird die normale mittlere Lebenszeit von LDL im Blut von 2,5 Tagen jedoch wesentlich überschritten (Brown und Goldstein 1984), so besteht die Möglichkeit einer chemischen Modifikation von LDL (Basu et al. 1977; Dressel et al. 1990). Dabei entstehen Aldehydgruppen durch Oxidation von Lysin, und das LDL-Partikel nimmt eine negative Oberflächenladung an. Außer durch Alterung kann die Oxidation von LDL auch durch jene Radikalbildung vermittelt werden, wie sie von stimulierten Monozyten und neutrophilen Granulozyten ausgeht; ein Prozeß, der durch Radikalfänger vom Typ des Vitamin E zumindest in vitro unterbunden werden kann (Cathcart et al. 1985). Solche Modifikationen können in vitro außer durch oxidative Prozesse auch durch Azetylierung modellhaft simuliert werden (Pitas et al. 1981; Jürgens et al. 1987; Steinberg et al. 1989).

Chemisch modifiziertes LDL wird über den 1990 auch strukturanalytisch aufgeklärten (Kodama et al. 1990; Rohrer et al. 1990) sog. Scavenger-Rezeptor (scavenger = Aasfresser) aufgenommen, wie er besonders an der Oberfläche von Makrophagen vorkommt (Pitas et al. 1981, 1983; Steinberger et al. 1989). Funktionell scheinen mindestens drei Varianten dieses Rezeptors zu existieren, solche, die nur azetyliertes LDL, nur oxidiertes oder beide Formen von modifiziertem LDL aufnehmen können (Brown und Goldstein 1990). Anders als bei der durch den LDL-Rezeptor vermittelten Endozytose ist der durch den Scavenger-Rezeptor vermittelte LDL-Import nicht durch negative Rückkopplung gesteuert. Diese fehlende Limitierung erklärt das Phänomen der zunehmenden Verfettung und schaumzelligen Transformation jener Makrophagen, die in einem LDL-reichen Milieu fortschreitend gealtertes LDL aufnehmen. Möglicherweise kommt der Scavenger-Rezeptor oder ein in der Wirkung analoger Aufnahmemechanismus auch bei anderen Zellarten vor. Dies würde die pathologische Verfettung von glatten Muskelzellen und myointimalen Langhanszellen in atherosklerotischen Läsionen erklären, wie sie in vitro durch Inkubation von glatten Muskelzellen mit kationisiertem LDL auslösbar ist (Basu et al. 1977; Goldstein et al. 1977). Während andere Lipide in einem gewissen Umfange von Makrophagen katabolisiert werden können, ist ein Abbau von Cholesterin in Makrophagen nicht möglich. Eine unphysiologische und schließlich zum Zelltod führende Konzentrationserhöhung von Cholesterin kann nach unseren derzeitigen Vorstellungen nur verhindert werden, wenn Cholesterin über einen noch nicht ganz aufgeklärten Mechanismus von der Zelle an HDL abgegeben wird und solches mit Cholesterin angereicherte HDL über den interstitiellen Saftstrom, Lymphwege und schließlich die Blutzirkulation zur Leber transportiert wird, wo eine quantitativ bedeutsame Umwandlung von Cholesterin in Gallensäure stattfinden kann (Editorial Lancet 1976; Miller 1979; Assmann 1982; Rubin et al. 1991).

Der atherombildenden Verfettung von Makrophagen geht eine zunächst azelluläre intimale Lipidablagerung voraus, die schon 1904 von Ribbert und unabhängig von Torhorst beschrieben und später von Movat et al. (1959) als „gelatinous elevation" bezeichnet worden ist (Abb. 13). Diese initialen Veränderungen der Intima resultieren aus einer perifibrillären Ablagerung von LDL (Smith 1965; Small 1980), die offenbar mit einer Affinität von gealtertem LDL zu kollagenen Fasern zusammenhängt (Hoover et al. 1988). Dieses Bindungsverhalten von chemisch modifiziertem, negativ geladenem LDL findet eine Parallele in der Bindung an die kollagenähnlich strukturierten Antennenmoleküle des Scavenger-Rezeptors auf Makrophagen (Kodama et al. 1990; Rohrer et al. 1990). – Im zweiten, immer noch initialen Stadium einer potentiellen Atherombildung werden perifibrillär ak-

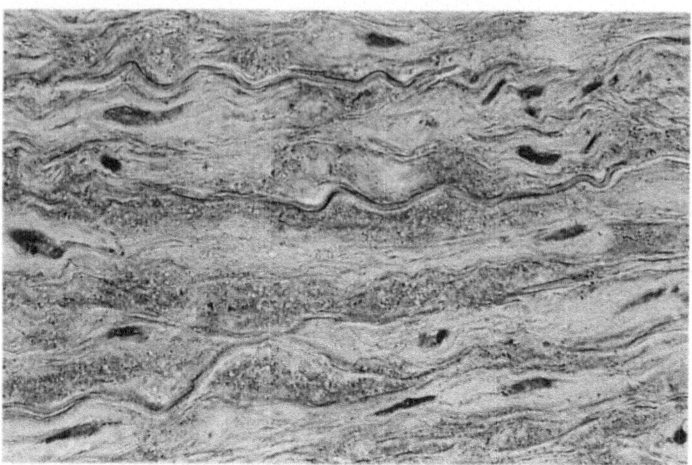

Abb. 13. Frühestes Stadium einer sich entwickelnden Atheromatose der Aorta: Feintropfige, rot gefärbte sudanophile Lipidablagerungen treten entlang der kollagene Fasern enthaltenden Interzellularräume auf. Die weitgehend ausgesparten glatten Muskelzellen enthalten intrazytoplasmatisch äußerst spärliche Lipidablagerungen an den Kernpolen.

kumulierte Lipide von Makrophagen aufgenommen, deren Scavenger-Rezeptoren gewissermaßen in Konkurrenz treten zu den LDL-Bindungsstellen des Kollagens (Abb. 14). Die hieraus resultierenden verfettenden Makrophagen werden übrigens schon in der Intima von Säuglingen mikrofokal beobachtet und sind wahrscheinlich zunächst rückbildungsfähig, sofern ein intakter Cholesterinexport eine kritische Überladung von Makrophagen mit Cholesterin verhütet. Am Orte einer fortschreitenden Atherombildung ist sowohl licht- als auch elektronenmikroskopisch zu beobachten, daß intrazellulär, speziell intralysosomal, zunächst tropfenförmige Cholesterinester auftreten, die polarisationsoptisch das Bild einer Doppelbrechung in Form von Malteserkreuzen bieten, ein Phänomen, das in der Gefäßwand erstmals von Aschoff (Aschoff 1906, 1909, 1926; Adami und Aschoff 1906) beschrieben worden ist und zu ausführlicheren Studien durch Kawamura (1911) und Schönheimer (1928) Anlaß gegeben hat. Mit zunehmender Cholesterinanreicherung und Hydrolyse der primär gespeicherten, flüssigen Cholesterinester treten dann – je nach Präparationstechnik – plattenförmige oder nadelartig imponierende doppelbrechende Kristalle von Cholesterinmonohydrat auf, die zur Ruptur von Lysosomen führen und deren zunehmende Anreicherung mit dem Zelltod des Makrophagen verbunden ist (Schaefer und Assmann 1980; Schaefer 1981). Dieses terminale Ereignis begründet einerseits die zentrale Bildung eines aus nekrotischen Resten verfetteter Makrophagen gebildeten Lipiddepots und stimuliert offenbar über Zytokine die bereits erwähnten, auch als Myofibroblasten (Gabbiani 1986) aufzufassenden myointimalen Zellen des Langhanstypes zur Proliferation und Bildung kollagener Fasern.

Voraussetzung für die hier beschriebene Atherombildung ist also einerseits eine interstielle, insbesondere subendotheliale Ansammlung gealterter und insofern atherogener Lipoproteine vor allem der LDL-Klasse, andererseits eine Behinde-

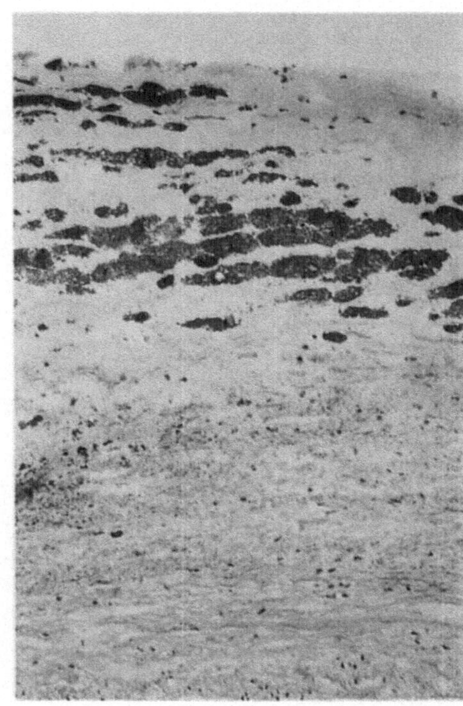

Abb. 14. Ansammlung von verfetteten Makrophagen im zweiten Stadium einer sich entwickelnden Atheromatose. Sog. Scavenger-Makrophagen haben sudanophile Lipide aus ihrer jetzt weitgehend lipidfreien Umgebung aufgenommen und gespeichert. Der Makrophagenherd hat zu einer Verdickung der Intima geführt.

rung des Exportes von Cholesterin aus verfettenden Makrophagen über den HDL-Transportweg. Gealtertes LDL kann in der Intima aus zweierlei Gründen auftreten: 1. Bei extremer LDL-Hyperlipoproteinämie, wie sie tierexperimentell durch Cholesterinfütterung provoziert werden kann, oder 2. nach Art eines Experimentum naturae beim Kaninchen (Goldstein et al. 1983) und beim Menschen (Brown et al. 1975; Goldstein und Brown 1979) wegen genetisch bedingten LDL-Rezeptormangels, welcher das schon 1933 von Schönheimer bezüglich des gestörten Cholesterinmetabolismus genauer analysierte Krankheitsbild der familiären Hypercholesterinämie (FH) (Harbitz 1925, 1938; Thannhauser und Magendautz 1938; Müller 1938, 1939) auslöst. Unter beiden Bedingungen ist die normalerweise 2,5 Tage währende mittlere Lebensdauer des LDL im Blut auf ein Vielfaches erhöht. Bei homozygoten FH-Trägern ist eine mittlere Lebensdauer von 6 und bei heterozygoten FH-Trägern eine Spanne von 4,5 Tagen ermittelt worden (Brown und Goldstein 1984). Mit einer derart verlängerten Verweildauer des LDL in der Blutzirkulation wächst die Wahrscheinlichkeit einer alterungsabhängigen chemischen Modifikation.

Unter derartigen Bedingungen einer abnormen Verweildauer von LDL in der Blutzirkulation gelangt das bereits im Blut kritisch gealterte LDL über den mikrovesikulären endothelialen Transportweg in das intimale Interstitium, so daß eine durch Scavenger-Rezeptoren gesteuerte Endozytose in Makrophagen rasch einsetzen kann. Als Folge wird beispielsweise bei der homozygoten FH bereits im Kindesalter, bei der heterozygoten Variante spätestens im frühen Erwachsenenalter eine massive Atherombildung sowohl in den Koronargefäßen als auch in der Aorta

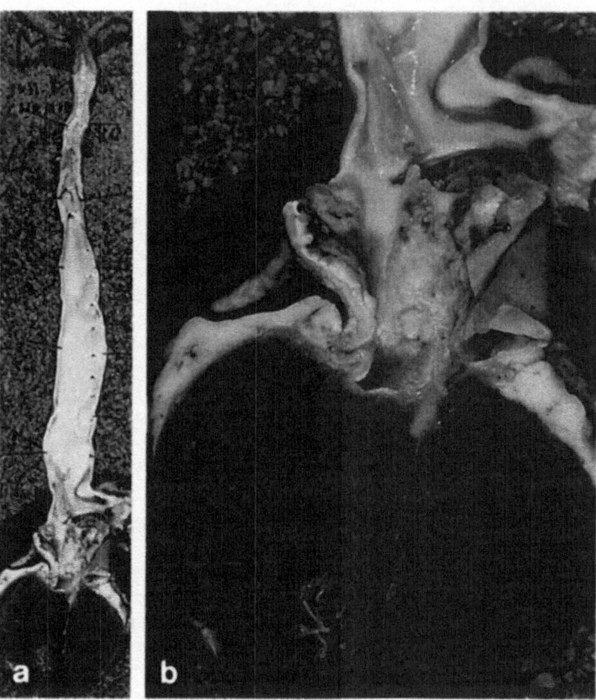

Abb. 15 A, B. A) Massive, auf die aufsteigende Aorta konzentrierte Atheromatose bei einem Minischwein nach massiver Cholesterinfütterung (Experiment von W. Stoffel/Köln). Diese Verteilung der Atheromatose ist analog derjenigen, wie sie bei familiärer Hypercholesterinämie des Menschen beobachtet wird. B) Ausschnitt von A) mit massiver, obstruktiver Atheromatose der Aorta ascendens.

beobachtet (Stanley et al. 1965; Goldstein 1972; Orth et al. 1973; Assmann 1982; Brown und Goldstein 1984). Charakteristischerweise sind diese Atherome sowohl beim Menschen als auch unter den tierexperimentellen Bedingungen einer fütterungsbedingten Hypercholesterinämie (Anitschkow 1933) (Abb. 15) in der Aorta maximal im aufsteigenden Abschnitt, häufig unmittelbar supravalvulär lokalisiert. Dieser Verteilungstyp der Aortenatheromatose unterscheidet sich deutlich von der mehr im Bauchaortenbereich lokalisierten Atherosklerose des älteren Menschen. Übrigens sind die auch bei Jugendlichen oder gelegentlich bei Säuglingen zu beobachtenden, präatheromatösen und wahrscheinlich rückbildungsfähigen herdförmigen Ansammlungen von verfetteten Schaumzellen, von Movat et al. (1959) als „fatty streaks" bezeichnet, ebenfalls eher in der aufsteigenden Aorta lokalisiert (Schmidtmann 1925; Zinserling 1925); ein Umstand, der übrigens schon von Aschoff (1926) ausführlich gewürdigt und mit den Worten beschrieben worden ist: „Man kann sagen, daß die Atheromatose förmlich von der Aortenwurzel, wo sie beim Säugling sitzt, über die Aorta thoracica, wo sie in der Pubertät stärker entwickelt ist, in die Bauchaorta beim Erwachsenen kriecht". –

Die also exquisit die aufsteigende Aorta bevorzugende Form einer frühzeitig auftretenden Atheromatose bei der massiven erworbenen, tierexperimentell erzeugten oder genetisch bedingten Hypercholesterinämie läßt sich dem Umstand zuordnen, daß LDL bereits in der Blutzirkulation altert und deshalb unmittelbar nach seinem transendothelialen Transport in der Gefäßintima von Makrophagen aufgenommen wird (Abb. 16). An dieser Stelle sei die Annahme erlaubt, daß der transendotheliale Lipoproteintransport in der aufsteigenden Aorta besonders

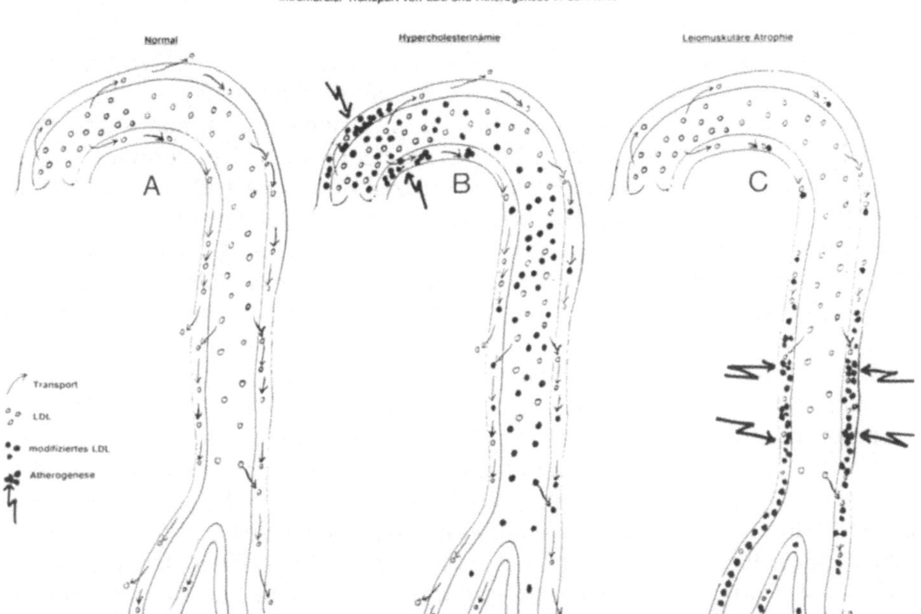

Abb. 16. Schematische Darstellung der unterschiedlichen Gangarten der Atherosklerose in alternativer Abhängigkeit von dominierender Hypercholesterinämie oder altersbedingter leiomuskulärer Mediaatrophie. A) Im Normalzustand dringt nicht modifiziertes, mit einer normalen Halbwertzeit im Blut zirkulierendes LDL transendothelial in die Gefäßwand ein und kann bei genügender Geschwindigkeit des Stromes interstitieller Flüssigkeit aus der Gefäßwand ohne Atherombildung abtransportiert werden. B) Bei der Hypercholesterinämie kann durch Alterung modifiziertes LDL transendothelial in die Aortenwand eindringen und lagert sich an kollagenen Fasern ab oder wird durch sog. Scavenger-Makrophagen mit dem Resultat einer späteren Atherombildung besonders in der aufsteigenden Aorta phagozytiert. C) Bei altersbedingter leiomuskulärer Atrophie verzögert sich der Strom interstitieller Flüssigkeit in der Aortenwand mit der Konsequenz, daß das normalerweise in diesem Strom transportierte LDL auf dem Transportweg altert und daher zur Atherombildung Anlaß gibt. Solche Atherome entstehen eher in der deszendierenden, besonders abdominalen Aorta.

stark ausgeprägt ist, eine Hypothese, die aufgrund des maximalen Druck- und Pulswellengradienten in diesem herznahen Gefäßabschnitt zwar plausibel, aber insofern nicht voll bewiesen ist, als über die volumetrische Größenordnung der endothelialen Transportleistung bislang keine exakten quantitativen Daten vorliegen, sieht man einmal von den in diesem Zusammenhang bemerkenswerten, älteren Versuchsansätzen ab, den transendothelialen Saftstrom durch Markierung mit Vitalfarbstoffen zu visualisieren (Anitschkow 1921; Petroff 1923; Okuneff 1926). Grundsätzlich ist die Existenz zweier transendothelialer Stofftransporte gerade auch für das Aortenendothel gut belegt. Während Lanthan und kleinere Proteine wie Meerrettichperoxidase (MG ~ 40000) interzelluläre Junktionen passieren, werden größere Moleküle vom Typ des Ferritins (MG ~ 500000) (Florey und Sheppard 1970; Hüttner et al. 1973) und LDL (Stein et al. 1973) nur über die von Palade ausführlich untersuchten Plasmalemmvesiklen (Palade und Burns 1968) transportiert. Auch die druckabhängige Steigerung dieser Transportleistung ist im Prinzip belegt (Hüttner et al. 1970).

Sieht man vom soeben geschilderten Szenarium der exzessiven Hypercholesterinämie ab, so erscheint es wahrscheinlicher, daß die die Endozytose durch Makrophagen begünstigende Alterung von LDL nicht intravasal, sondern erst extraluminal, z. B. im Interstitium der Gefäßwand erfolgt oder dort zumindest ihren Höhepunkt erreicht. Ein solcher Alterungsprozeß ist besonders dann zu erwarten, wenn das über den endothelialen Transportweg in die Gefäßwand geleitete LDL in ein mehr oder weniger stagnierendes interstitielles Flüssigkeitskompartiment gelangt. – Tatsächlich muß man davon ausgehen, daß die Gefäßwand wie alle anderen Gewebsarten von einer interstitiellen Flüssigkeit durchströmt wird, die schließlich über Lymphbahnen abtransportiert wird. Das Prinzip eines an sich physiologischen, transendothelialen intramuralen Flüssigkeitsstromes („Transsudatlymphe") ist übrigens erstmals von Anitschkow (1921, 1925, 1933) in seiner Bedeutung für das pathogenetische Verständnis der Atherombildung hervorgehoben worden. Es erscheint plausibel, daß dieser intramurale Flüssigkeitsstrom parallel zur intravasalen Blutstromrichtung gewissermaßen „a corde ad peripheriam" (Doerr 1989) verläuft, wobei die systolische Druckwelle eine pulsatile Pumpwirkung ähnlich dem Prinzip einer Schlauchdruckpumpe entfaltet. Die propulsive Kraft dieses Pumpsystems wird umso größer sein, wenn die Gefäßwand durch eigene Kontraktion in der Lage ist, eine der Pulsdruckwelle entgegengerichtete Kraft aufzubauen. Die kontraktile Kapazität der Gefäßwand, hier der Aorta, ist abhängig von der Funktion jener glatten Muskulatur, die aber, wie die geschilderten morphometrischen Ergebnisse erkennen lassen, eine schon im jungen Erwachsenenalter einsetzende und mit zunehmenden Alter fast linear fortschreitende Atrophie erleiden – im Sinne wachsender Entropie und unter Verlust der Differenzierungsordnung. Unter anderem äußert sich dieser Prozeß in einem meßbaren Elastizitätsverlust der Aorta, der zum Anstieg des Pulsdruckgradienten führt (Burton 1967). Ohne daß es bisher möglich wäre, die Geschwindigkeit bzw. die altersabhängige Verzögerung des intramuralen Saftstromes in der Aorta oder in anderen Gefäßen unmittelbar zu messen, kann davon ausgegangen werden, daß der Verlust der kontraktilen Kompetenz der Gefäßmedia im Zusammenwirken mit einer Vermehrung von extrazellulären Matrixstrukturen zu einer Stagnation des interstitiellen Flüssigkeitstransportes in der Gefäßintima und Gefäßmedia führen wird. Ausführliche Modellrechnungen zur mutmaßlichen Größenordnung dieses u. a. druckabhängigen, zentrifugalen Saftstromes in der Intima hat Linzbach (1957) vorgelegt.

Dieser Vorgang begünstigt jene Alterung und damit chemische Modifikation von LDL, die Voraussetzung ist für eine Endozytose atherogener Lipoproteine durch Makrophagen. Dabei wird diese Alterung besonders bei normaler Konzentration und Verweildauer von LDL im Blut nicht unmittelbar nach dem endothelvermittelten Eintritt in die Gefäßwand, sondern eher im Rahmen der verzögerten Wanderung dieser Lipoproteine von den zentralen zu den peripheren Gefäßabschnitten erfolgen. Ein solcher Vorgang würde zwangslos erklären, warum beim älteren Menschen die Atherosklerose mit ihrem Maximum nicht in den herznahen, sondern in den herzfernen Abschnitten der Aorta (und anderer Arterien) akzentuierter entwickelt ist (Abb. 16). Darüber hinaus wäre es in dieser Sicht auch begreiflich, daß atherosklerotische Läsionen auch bei solchen Menschen auftreten, deren Cholesterin- (bzw. IDL- und LDL)-Konzentration im Blut nicht wesentlich erhöht ist. Oder anders ausgedrückt: Die sich als altersabhängige Entropiezunahme darstellende leiomuskuläre Atrophie und damit verbundene Einschränkung der kontraktilen Kompetenz der Gefäßwand stellt unabhängig von der intravaskulären Konzentration sog. atherogener Lipoproteine einen auch lokalisatorisch determinierenden Faktor innerhalb des außerordentlich komplexen pathogenetischen Netzwerkes der Atherosklerose dar. Die unterschiedlichen „Gangarten" (Rühl 1929) der Arteriosklerose, deren Zustandekommen ebenso große wie berechtigte Beachtung gefunden hat (vgl. ferner Koch 1928; Doerr 1960; 1978), mögen insofern von Art und Umfang der leiomuskulären Gefäßwandatropie als wesentlichem Lokalisationsfaktor abhängig sein.

Zusammenfassung

Der Aufbau metazoischer Organismen impliziert eine morphologisch divergierende Differenzierung funktionell spezialisierter Zellsysteme. Am Beispiel des für glatte Muskelzellen spezifischen und immunhistochemisch darstellbaren α-Aktins ist zu erkennen, daß ähnlich wie in anderen Gefäßabschnitten α-aktinpositive Strukturen der Media aortae in einer bestimmten Quantität (volumetrische und numerische Dichte) und Ordnung angeordnet sind. Alterungsabhängig ist schon mit dem frühen Erwachsenenalter beginnend neben einer Atrophie ein Ordnungsverlust dieser Strukturen nachweisbar. Gegenüber dem hohen Ordnungsgrad in der Jugend läßt sich dieser Ordnungsverlust entsprechend einem Entropiewachstum als irreversibler Vorgang beschreiben. Der hiermit verbundene Verlust an kontraktiler Kompetenz der Aortenwand stellt einen Faktor dar, der die Entwicklung und besonders auch Lokalisation atherosklerotischer Läsionen mitbestimmt. So resultiert aus dieser Gefäßalterung eine Stagnation des interstitiellen Saftstromes, ein Vorgang, der die extravasale Alterung von atherogenen Lipoproteinen (insbesondere LDL) innerhalb der Gefäßwand begünstigt. – Während die primäre oder sekundäre massive Hypercholesterinämie über eine auf das Mehrfache gesteigerte Verlängerung der intravasalen Halbwertszeit zu einer Alterung und chemischen Modifikation von LDL bereits innerhalb des Gefäßraumes führt und damit dessen Endozytose durch Makrophagen schon in der aufsteigenden Aorta begünstigt, kann sich auch bei normalen Konzentrationen von atherogenen Lipoproteinen bzw. Cholesterin im Blut extravasal in der Gefäßwand eine die Atherosklerose fördernde Lipoproteinalterung vollziehen, wenn der intramurale Saftstrom durch die – im Sinne der Entropiegesetzmäßigkeit – irreversible Aufhebung einer geordneten Struktur glatter Mediamuskulatur stagniert. Diese Bedingungen begünstigen die für das höhere Alter typischen Atherombildungen in der Aorta abdominalis. – Die verschiedenen „Gangarten der Arteriosklerose" (Rühl 1929) werden in ihrem besonderen lokalisatorischen Erscheinungsbild insofern von alterungsabhängigen Einflüssen mitbestimmt, deren unidirektionale Entwicklungstendenz Analogien zu Prinzipien der Entropie zeigen.

Literatur

Adami JG, Aschoff L (1906) On the myelins, myelin bodies, and potential fluid crystals of the organism. Proc R Soc Lond B 78:359–368

Adams CWM, Bayliss OB (1976) Detection of macrophages in the atherosclerotic lesions with cytochrome oxidase. Br J Exp Pathol 57:30–36

Adams CWM, Bayliss-High OB (1980) Mononuclear phagocytes in atherosclerosis. In: Gotto AM, Smith LC, Allen B (eds) Atherosclerosis V. Springer, New York, pp 130–132

Adams CWM, Bayliss OB, Turner DR (1975) Phagocytes, lipidremoval and regression of atherosclerosis. J Pathol 116:225–238

Andersson HC, McGregor DH, Tanimura A (1986) Mechanisms of calcification in atherosclerosis. In: Glagov S, Newman WP, Schaffer SA (eds) Pathophysiology of the Human Atherosclerotic Plaque. Springer, New York, pp 235–249

Anitschkow N (1914) Über vitale Färbung und Cholesterinspeicherung im Organismus. Med Klinik 10:465–467

Anitschkow N (1915) Über die experimentelle Atherosklerose der Herzklappen. Virchows Arch 220:233–256

Anitschkow N (1921) Genese der Atherosklerose und Vitalfärbung der Arterien. Verhandl. Virchow-Tagung Russ Pathologen. Petrograd, p 46

Anitschkow N (1922) Über die experimentelle Atherosklerose der Aorta beim Meerschweinchen. Beitr Pathol Anat Allg Pathol 70:265–281

Anitschkow N (1925) Zur Histophysiologie der Arterienwand. Klin Wschr 4:2233–2235

Anitschkow N (1933) Experimental arteriosclerosis in animals. In: Cowdry EV (ed) Arteriosclerosis. The Macmillan Co, New York, pp 271–322

Aquel N, Ball R, Waldmann H, Mitchinson M (1985) Identification of macrophages and smooth muscle cells in human atherosclerosis using monoclonal antibodies. J Pathol 146:197–204

Aschoff L (1906) Ein Beitrag zur Myelinfrage. Verh Dtsch Pathol Ges 10:166–171

Aschoff L (1909) Zur Morphologie der lipoiden Substanzen. Beitr Pathol Anat Allg Pathol 47:1–50

Aschoff L (1925) Über die Atherosklerose. In: Vorträge über Pathologie, gehalten an den Universitäten und Akademien Japans im Jahre 1924 von L. Aschoff. Gustav Fischer-Verlag Jena, pp 62–84

Aschoff L (1926) Über die Arteriosklerose. In: Herxheimer G (ed) Stoffwechselkrankheiten. Fortbildungsvorträge über Stoffwechsel und verw. Krankheiten. Wiesbaden 1926. Karger-Verlag, Berlin, pp 51–73

Assmann G (1982) Lipidstoffwechsel und Atherosklerose. Schattauer-Verlag, Stuttgart

Basu SK, Anderson RGW, Goldstein JL, Brown MS (1977) Metabolism of cationized lipoproteins by human fibroblasts. Biochemical and morphologic correlations. J Cell Biol 74:119–135

Brown MS, Faust JR, Goldstein JL (1975) Role of low density lipoprotein receptor in regulating the content of free and esterified cholesterol in human fibroblasts. J Clin Invest 55:783–793

Brown MS, Goldstein JL (1984) How LDL receptors influence cholesterol and atherosclerosis. Scientific American 251:58–66

Brown MS, Goldstein JL (1990) Scavenging for receptors. Nature 343:508–509

Bürger B (1993) Die altersabhängige Atrophie der glatten Muskelzellen in der Media der Aorta. Eine immunhistochemisch-morphometrische Untersuchung. Inauguraldissertation Freiburg

Bürger M (1939) Die chemischen Altersveränderungen an Gefäßen. Z Neurol Psychol 167:273–280

Burton AC (1967) Physiologic considerations: Hemodynamics as related to structure. In: Blumenthal HT (ed) Cowdry's Arteriosclerosis, a Survey of the Problem. Charles C. Thomas, Springfield, pp 66–86

Campbell G, Campbell J (1985) Smooth muscle phenotype changes in arterial wall homeostasis: implications for the pathogenesis of atherosclerosis. Exp Mol Pathol 42:139–162

Cathcart MK, Morel DW, Chisolm GM III (1985) Monocytes and neutrophils oxidize low density lipoprotein making it cytotoxic. J Leukocyte Biol 38:341–350

Doerr W (1960) Morphologische Untersuchungen zur Entstehung der Aortensklerose. DMW 85:1401–1405

Doerr W (1978) Arteriosclerosis without end. Principles of pathogenesis and an attempt at a nosological classification. Virchows Arch A Path Anat 380:91–106

Doerr W (1989) Über den Krankheitsbegriff – dargestellt am Beispiel der Arteriosklerose. Sitzungsbericht der Heidelberger Akademie der Wissenschaften. Mathematisch-naturwissenschaftliche Klasse, Jahrgang 1989, 2. Abhandlung. Springer-Verlag, Berlin

Dressel HA, Deigner HP, Früis J, Strein K, Schettler G (1990) LDL-metabolism of the arterial wall – new implications for atherogenesis. Z Kardiol 79:Suppl 3, 9–16

Editorial (1976) L.D.L. and C.H.D. Lancet II:131–132

Feigl W (1979) Reaktionsformen der glatten Muskelzelle der menschlichen Arterienwand – ihre Bedeutung für die Atherosklerose. Wiener Med Wschr, Suppl 32:1–9

Fleckenstein A, Frey M, Thimm F, Fleckenstein-Grün G (1990) Excessive mural calcium overload – a predominant causal factor in the development of stenosing coronary plaques in humans. Cardiovascular Drugs and Therapy 4:1005–1016

Fleckenstein A, Frey M, Zorn J, Fleckenstein-Grün G (1990) Calcium, a neglected key factor in hypertension and arteriosclerosis. Experimental vasoprotection with calcium antagonists or ACE inhibitors. In: Laragh JH, Brenner BM (eds) Hypertension: Pathophysiology, Diagnosis, and Management. Raven Press, New York, ch 32

Florey L, Sheppard BL (1970) The permeability of arterial endothelium to horseradish peroxidase. Proc R Soc Lond (Biol) 174:435–443

Gabbiani G (1986) Cytoskeletal characterization of smooth muscle cells of human and experimental atherosclerotic plaques. In: Glagov S, Newman WP, Schaffer SA (eds) Pathobiology of the human atherosclerotic plaque. Springer, New York, pp 63–68

Gaton E, Wolman W (1977) The role of smooth muscle cells and hematogenous macrophages in atheroma. J Pathol 123:123–138

Goldstein JL (1972) The cardiac manifestations of the homozygous and heterozygous forms of familial type II hyperbetalipoproteinemia. Birth Defects 8:202

Goldstein JL, Brown MS (1974) Binding and degradation of low-density lipoproteins by cultured human. J Biol Chem 249:5153–5162

Goldstein JL, Brown MS (1977) The low-density lipoprotein pathway and its relationship to atherosclerosis. Ann Rev Biochem 46:897–930

Goldstein JL, Brown MS (1979) The LDL receptor locus and the genetics of familial hypercholesterolemia. Ann Rev Genet 13:259–289

Goldstein JL, Anderson RGW, Buja LM, Basu SK, Brown MS (1977) Overloading human aortic smooth muscle cells with low density lipoprotein-cholesteryl esters reproduces features of atherosclerosis in vitro. J Clin Invest 59:1196–1202

Goldstein JL, Kita T, Brown MS (1983) Defective lipoprotein receptors and atherosclerosis. Lessons from an animal counterpart of familial hypercholesterinemia. New Engl J Med 309:288–296

Gown AM, Tsukada T, Ross R (1986) Human atherosclerosis. II. Immunocytochemical analysis of the cellular composition of human atherosclerotic lesions. Am J Pathol 125:191–207

Harbitz F (1925) Swulster inneholdende xanthomae. Norsk Mag Laegeridensk 86:321

Harbitz F (1938) Über plötzlichen Tod mit natürlicher (d. h. nicht gewaltsamer) Todesursache, insbesondere bei jungen Leuten. Norske Videnskapsakademie i Oslo, Mat Naturvidens Klasse

Hoover GA, McCornick Suzanne, Kalant N (1988) Interaction of native and cell-modified low density lipoprotein with collagen gel. Arteriosclerosis 8:525–534

Hsu SM, Raine L, Fanger H (1981) Use of avidin-biotin-peroxidase complex (ABC) in immunoperoxidase techniques: A comparison between ABC and unlabeled antibody (PAP) procedure. J Histochem Cytochem 29:577–580

Hüttner I, More RH, Rone G (1970) Fine structural evidence of specific mechanism for increased endothelial permeability in experimental hypertension. Am J Pathol 61:395–412

Hüttner I, Boutet M, More RH (1973) Studies on protein passage through arterial endothelium. I. Structural correlates of permeability in rat arterial endothelium. Lab Invest 288:672–677

Jonasson L, Hom J, Skalli O, Bondjers G, Hansson GK (1986) Regional accumulations of T cells, macrophages, and smooth muscle cells in the human atherosclerotic plaque. Arteriosclerosis 6:131–138

Jürgens G, Hoff HF, Chisolm III GM, Esterbauer H (1987) Modification of human serum low density lipoprotein by oxidation – characterization and pathophysiological implications. Chem Phys Lipids 45:315–336

Katz SS, Shipley GG, Small DM (1976) Physical chemistry of the lipids of human atherosclerotic lesions. Demonstration of a lesion intermediate between fatty streaks and advanced plaques. J Clin Invest 58:200–211

Kawamura R (1911) Die Cholesterinesterverfettung (Die Cholesterinsteatose). Eine differentialdiagnostische Studie über die in den menschlichen und tierischen Geweben vorkommenden Lipoide. Gustav Fischer-Verlag, Jena

Koch W (1928) Provinzielle Ausbreitung und Charakter der Arteriosklerosen im röntgen-anatomischen Bilde. Verh Dtsch Ges Pathol 23:478–487

Kodama T, Freeman M, Rohrer L, Zabrecky J, Matsudaira P, Krieger M (1990) Type I macrophage scavenger receptor contains alpha-helical and collagen-like coiled coils. Nature 343:531–535

Kossa v J (1901) Über die im Organismus künstlich erzeugbaren Verkalkungen. Beitr Pathol Anat Allg Pathol 29:163–202

Krushinsky AV, Orekhov AN, Smirnov VN (1983) Stellate cells in the intima of human aorta. Application of alkaline dissociation method in the analysis of the vessel wall cellular content. Acta Anat 117:266–269

Langhans Th (1866) Beiträge zur normalen und pathologischen Anatomie der Arterien. Virchows Arch Pathol Anat 36:187–226

Levy R, Lian JB, Gallop P (1979) Atherocalcin, a gamma-carboxylglutamic acid containing protein. Biochem Biophys Res Commun 91:41–49

Lian JB, Hanschka PV, Gallop PM (1978) Properties and biosynthesis of a vitamin K-dependent calcium-binding protein in bone. Fed Proc 37:2615–2620

Linzbach AJ (1958) Die Bedeutung der Gefäßwandfaktoren für die Entstehung der Arteriosklerose. Verh Dtsch Ges Pathol 41:24–41

Lobstein JF (1833) Classe seconde. Maladies des artères. In: Traités d'Anatomie Pathologique. Tome second, contenant l'anatomie pathologique spéciale. Levrault, Paris, pp 550–600

Marchand F (1904) Über Arteriosklerose (Athero-Sklerose). Verh Dtsch Congr Inn Med 21:23–59

McCullagh KG, Ballian G (1975) Collagen characterization and cell transformation in human atherosclerosis. Nature 258:73–75

McCullagh KG, Duance VC, Bishop KA (1980) The distribution of collagen types I, III and V (AB) in normal and atherosclerotic human aorta. J Pathol 130:45–55

Michinson MJ, Carpenter KLH, Ball RY (1986) The role of macrophages in human atherosclerosis. In: Glagow S, Newman WP, Schaffer SA (eds) Pathobiology of the Human Atherosclerotic Plaque. Springer, New York, pp 121–128

Miller NE (1979) Plasma lipoproteins, lipid transport, and atherosclerosis: Recent developments. J Clin Pathol 32:639–650

Movat HZ, More RH, Haust MD (1958) The diffuse intimal thickening of the human aorta with aging. Amer J Pathol 34:1023–1031

Movat HZ, Haust MD, More RH (1959) The morphologic elements in the early lesions of arteriosclerosis. Am J Pathol 35:93–101

Müller C (1938) Xanthomata, hypercholesterolemia, angina pectoris. Acta Med Scand, Suppl 89:75

Müller C (1939) Angina pectoris in hereditary xanthomatosis. Arch Intern Med 64:675

Okuneff N (1926) Über die vitale Farbstoffimbibition der Aortenwand. Virchows Arch Pathol Anat 259:685–697

Orekhov AN, Karpova II, Tertov VV, Rudchenko SA, Andreeva ER, Krushinsky AV, Smirnov VN (1984) Cellular composition of atherosclerotic and uninvolved human aortic subendothelial intima. Light-microscopic study of dissociated aortic cells. Am J Pathol 115:17–24

Orth M, Volk P, Niederhoff H, Böhm N, Sander C (1973) Kardiovaskuläre Xanthomatose im Kindesalter bei primärer Hyperlipoproteinämie Typ II. Med Welt 24:595–599

Palade GE, Burns RR (1968) Structural modulations of plasmalemmal vesicles. J Cell Biol 37:633–649

Petroff JR (1923) Über die Vitalfärbung der Gefäßwandungen. Beitr Pathol Anat Allg Pathol 71:115–131

Pitas RE, Innerarity TL, Weinstein JN, Mahley RW (1981) Acetoacetylated lipoproteins used to distinguish fibroblasts from macrophages in vitro by fluorescence microscopy. Arteriosclerosis 1:177–185

Pitas RE, Innerarity TL, Maley RW (1983) Foam cells in explants of atherosclerosis rabbit aortas have receptors for β-very low density lipoproteins and modified low density lipoproteins. Arteriosclerosis 3:2–12

Poole JCF, Florey HW (1958) Changes in the endothelium of the aorta and the behaviour of macrophages in experimental atheroma of rabbits. J Pathol Bact 75:245–250

Ribbert H (1904) Über die Genese der arteriosklerotischen Veränderungen der Intima. Verh Dtsch Ges Pathol 8:168–177

Risse A (1853) Observationes quaedam de arteriarum statu normali atque pathologico. Diss inaug, Regiomont

Roessner A, Herrera A, Höning HJ, Vollmer E, Zwaldo G, Schürmann R, Sorg C, Grundmann E (1987) Identification of macrophages and smooth muscle cells with monoclonal antibodies in the human atherosclerotic plaque. Virchows Arch A 412:169–174

Rohrer L, Freemann M, Kodama T, Penman M, Krieger M (1990) Coiled-coil fibrous domains mediate ligand binding by macrophage scavenger receptor type II. Nature 343:570–572

Romeo R, Augstyn JM; Mandel G, Daoud A (1986) Characterization of nucleating proteolipids from calcified and non-calcified atherosclerotic lesions. In: Glagov S, Newman WP, Schaffer SA (eds) Pathobiology of the Human Atherosclerotic Plaque. Springer, New York, pp 251–262

Ross R (1986) The pathogenesis of atherosclerosis: An update. New Engl J Med 314:488–500

Rubin EM, Krauss RM, Spangler EA, Verstuyft JG, Clift SM (1991) Inhibition of early atherogenesis in transgenic mice by human apolipoprotein. Nature 353:265–267

Rühl A (1929) Über die Gangarten der Arteriosklerose. Provinzielle Ausbreitung und Charakter mit besonderer Berücksichtigung des röntgenanatomischen Bildes. Veröff Kriegs-Konstitutionspathol 5:1–78

Schaefer HE (1981) The role of macrophages in atherosclerosis. In: Schmalzl F, Huhn D, Schaefer HE (eds) Disorders of the Monocyte Macrophage System. Pathophysiological and Clinical Aspects. Springer-Verlag, Berlin, vol 27, pp 121–130

Schaefer HE (1984) Methoden zur histologischen, zytologischen und zytochemischen Diagnostik von Blut und Knochenmark. In: Remmele W (ed) Pathologie. Springer-Verlag, Berlin, Bd 1, pp 435–452

Schaefer HE (1990) Morphologische Gesichtspunkte bei Aneurysmen und Dissektionen der thorakalen Aorta. In: Schlosser V, Fraedrich G (eds) Aneurysmen der Thorakalen Aorta. Steinkopff-Verlag, Darmstadt, pp 3–17

Schaefer HE, Assmann G (1980) Bedeutung der Makrophagen für die Genese der Arteriosklerose. Münchener Med Wschr, Suppl 5, 122:228–238

Schaefer HE, Bürger B (1992) Immunhistochemische Untersuchungen zur Frage einer altersbedingten Atrophie der glatten Muskelzellen in der Aorta. In: Heinle H, Schulte H, Schaefer HE (eds) Arteriosklerotische Gefäßerkrankungen. 5. Tagung der Deutschen Gesellschaft für Arterioskleroseforschung. Vieweg-Verlag (Edition Dino; 8), Braunschweig, pp 181–188

Schettler G (1958) Die Rolle der Blutfaktoren für die Entstehung der Arteriosklerose. Verh Dtsch Ges Pathol 41:41–63

Schmidtmann M (1925) Das Vorkommen der Arteriosklerose bei Jugendlichen und seine Bedeutung für die Ätiologie des Leidens. Virchows Arch Path Anat Physiol Klin Med 255:208–272

Schönfelder M (1969) Orthologie und Pathologie der Langhans-Zellen der Aortenintima des Menschen. Pathol Microbiol 33:129–145

Schönheimer R (1928) Chemische und experimentelle Untersuchungen über die Atherosklerose. Universitätsbibliothek Freiburg, Habilitationsschrift der Medizinischen Fakultät Freiburg

Schönheimer R (1933) Über eine Störung der Cholesterin-Ausscheidung. (Ein Beitrag zur Kenntnis der Hypercholesterinämien). Z Klin Med 123:749–763

Small DM (1980) Summary of concepts concerning the arterial wall and its atherosclerosis lesions. In: Gotto AM, Smith LC, Allen B (eds) Atherosclerosis V. Springer, New York, pp 520–524

Smith EB (1965) The influence of age and atherosclerosis on the chemistry of aortic intima. 1. The lipids. J Atheroscler Res 5:224–240

Smith EB (1965) The influence of age and atherosclerosis on the chemistry of aortic intima. 2. Collagen and mucopolysaccharides. J Atheroscler Res 5:241–248

Smith EB, Slater RS (1972) Relationship between low-density lipoprotein in aortic intima and serum-lipid levels. Lancet I:463–469

Smith EP, Slater RS (1972) The microdissection of large atherosclerotic plaques to give morphologically and topographically defined fractions for analysis. Part 1. The lipids in the isolated fractions. Atherosclerosis 15:37–56

Smith EP, Slater RS (1972) An immuno-electrophoretic assay of β-lipoprotein and albumin in human aortic intima by direct electrophoresis from the tissue sample into an antibody-containing gel. Biochem J 123:39P–40P

Smith P, Heath D (1980) The ultrastructure of age-associated intimal fibrosis in pulmonary blood vessels. J Pathol 130:247–253

Stanley P, Chartraud C, Davignon A (1965) Acquired aortic stenosis in a twelve-year-old girl with xanthomatosis. N Engl J Med 273:1378–1381

Staubesand J, Seydewitz V (1982) Elektronenmikroskopische Untersuchungen an Koronararterien des Hundes nach Anwendung kardioplegischer und myokardprotektiver Lösungen. In: Just H, Tschirkov A, Schlosser V (eds) Kalziumantagonisten zur Kardioplegie und Myokardprotektion in der offenen Herzchirurgie. Int Symp, Breisach 181. Thieme-Verlag, Stuttgart, pp 165–172

Stein O, Stein Y, Eisenberg S (1973) A radioautographic study of the transport of ^{125}J-labeled serum lipoproteins in rat aorta. Z Zellforsch 138:223–237

Steinberg D, Parthasarathy S, Carew TE, Khoo JC, Witztum JL (1989) Beyond Cholesterol. Modifications of low-density lipoprotein that increase its atherogenicity. N Engl J Med 320:915–924

Steinbrecher UP, Lougheed M, Kwan W-Ch, Dirks M (1989) Recognition of oxidized low density lipoprotein by the scavenger receptor of macrophages results from derivatization of apoliprotein B by products of fatty acid peroxidation. J Biol Chem 264:15216–15223

Taylor HE (1953) The role of mucopolysaccharides in the pathogenesis of intimal fibrosis and atherosclerosis of the human aorta. Am J Pathol 29:871–884

Thannhauser SJ, Magendautz H (1938) The different clinical groups of xanthomatous diseases: A clinical physiological study of 22 cases. Ann Intern Med 11:1938

Thoma R (1883) Über die Abhängigkeit der Bindegewebsneubildung in der Arterienintima von den mechanischen Bedingungen des Blutumlaufes. Erste Mittheilung. Die Rückwirkung des Verschlusses der Nabelarterien und des arteriösen Ganges auf die Struktur der Aortenwand. Virchows Arch Path Anat Physiol Klin Med 93:443–506

Thoma R (1884) Über die Abhängigkeit der Bindegewebsneubildung in der Arterienintima von den mechanischen Bedingungen des Blutumlaufes. Zweite Mittheilung. Das Verhalten der Arterien in Amputationsstümpfen. Virchows Arch Path Anat Physiol Klin Med 95:294–336

Thoma R (1886) Über die Abhängigkeit der Bindegewebsneubildung in der Arterienintima von den mechanischen Bedingungen des Blutumlaufes. Dritte Mittheilung. Die diffuse Arteriosclerose. Virchows Arch Path Anat Physiol Klin Med 104:209–241

Thoma R (1886) Über die Abhängigkeit der Bindegewebsneubildung in der Arterienintima von den mechanischen Bedingungen des Blutumlaufes. Vierte Mittheilung. Das Verhalten der Arterien in Amputationsstümpfen. Virchows Arch Path Anat Physiol Klin Med 95:294–336

Thoma R (1886) Über die Abhängigkeit der Bindegewebsneubildung in der Arterienintima von den mechanischen Bedingungen des Blutumlaufes. Fünfte Mittheilung. Die Arteriosclerosis nodosa. Virchows Arch Path Anat Physiol Klin Med 105:1–29

Thoma R (1886) Über die Abhängigkeit der Bindegewebsneubildung in der Arterienintima von den mechanischen Bedingungen des Blutumlaufes. Sechste Mittheilung. Die Arteriosclerosis nodosa. Virchows Arch Path Anat Physiol Klin Med 105:197–215

Thoma R (1886) Über die Abhängigkeit der Bindegewebsneubildung in der Arterienintima von den mechanischen Bedingungen des Blutumlaufes. Siebente Mittheilung. Die Arteriosclerosis nodosa. Virchows Arch Path Anat Physiol Klin Med 106:421–450

Thoma R (1888) Über die kompensatorische Endarteriitis. Virchows Arch Pathol Anat Physiol Klin Med 112:10–16

Torhorst H (Marburg) (1904) Die histologischen Veränderungen bei der Sklerose der Pulmonalarterie. Beitr Pathol Anat Allg Pathol 36:210–241

Tsukada T, Rosenfeld M, Ross R, Gown AM (1986) Immunocytochemical analysis of cellular components in atherosclerotic lesions. Use of monoclonal antibodies with the Watanabe and fat-fed rabbit. Arteriosclerosis 6:601–613

Virchow R (1858) Sechzehnte Vorlesung. 14. April 1858. Genauere Geschichte der Fettmetamorphose. In: Die Cellularpathologie in ihrer Begründung auf physiologische und pathologische Gewebelehre. Verlag von August Hirschwald, Berlin, pp 309–329

Wilems SL (1951) The nature of diffuse intimal thickening of arteries. Am J Pathol 27b: 825–840

Windaus A (1910) Über den Gehalt normaler und atheromatöser Aorten an Cholesterin und Cholesterinester. Z Physiol Chem 67:174–176

Wissler RW (1980) The artery wall and the pathogenesis of progressive atherosclerosis. In: Gotto AM, Smith LC, Allen B (eds) Atherosclerosis V. Springer, New York, pp 407–414

Wolman M, Gaton E (1976) Macrophages and smooth muscle cells in the pathogenesis of atherosclerosis. J Israel Med Assoc 99:450

Zinserling WD (1925) Untersuchungen über die Atherosklerose. 1. Über die Aortenverfettung bei Kindern. Virchows Arch Pathol Anat Physiol Klin Med 255:677–705

Selbstorganisation – Paradigma oder Metapher biologischer Strukturbildung?

HEINZ PENZLIN

> Ein organisiertes Wesen ist also nicht bloß Maschine, denn die hat lediglich bewegende Kraft, sondern besitzt in sich bildende Kraft, und zwar eine solche, die sie den Materien mitteilt, welche sie nicht haben, sie organisiert: also eine sich fortpflanzende bildende Kraft.
>
> Immanuel Kant: Kritik der Urteilskraft

I. Einleitung

Der große Göttinger Gelehrte Georg Christoph Lichtenberg (1742–1799) hätte Schwierigkeiten, den Titel meines heutigen Vortrages richtig einzuordnen, benutzte er doch seinerzeit den Ausdruck „Paradigma“ ganz eindeutig in metaphorischem Sinne, für ihn existierte somit gar kein Sinnesunterschied zwischen Paradigma und Metapher. In den Nachlaßfragmenten heißt es nämlich: „Ich glaube unter allen heuristischen Hebezeugen ist keins fruchtbarer als das, was ich paradigmata genannt habe“ [1]. Wie wir aus den Erinnerungen Gottlieb Gamaufs zu den Vorlesungen Lichtenbergs wissen, sah der große Physiker in dem kopernikanischen System „gleichsam das Paradigma, nach welchem man alle übrigen Entdeckungen deklinieren solle“ [2]. In dem „Göttinger Taschenbuch“ führte er dazu ergänzend aus: „Es wird nicht eher ... um alle Teile der Naturlehre gut zu stehen anfangen, bis man das Verfahren der Astronomen bei Erweiterung ihrer Wissenschaft als das Paradigma ansieht, in allen übrigen Teilen der Naturlehre danach zu deklinieren, und eine Geschichte der Astronomie in nuce als eine Haustafel in den physischen und chemischen Laboratoriis anzunageln“ [3].

Mit anderem Inhalt – und in dem hier verstandenen Sinne – hat Thomas S. Kuhn (*1922) in seinem sehr bekannten Buch „The Structure of Scientific Revolutions“ (1962) den Begriff des Paradigma erneut in die Theorie der Wissenschaftsgeschichte eingeführt. Er sah in den Paradigmen „allgemein anerkannte wissenschaftliche Leistungen ..., die für eine gewisse Zeit einer Gemeinschaft von Fachleuten Modelle und Lösungen liefern“ [4]. Nach Ansicht von Kuhn arbeiten die Wissenschaftler „nach Modellen, die sie sich durch ihre Ausbildung und die spätere Beeinflussung durch die Literatur angeeignet haben, oft ohne genau zu wissen oder auch wissen zu müssen, welche Eigenschaften diesen Modellen den Status von Gemeinschafts-Paradigmata gegeben haben“ [5]. Irgendwann kommt es dann – bedingt durch fortschreitend tiefere wissenschaftliche Einsichten in die Zusammenhänge – zu Widersprüchen mit den im Rahmen des Paradigma bestehenden

Erwartungen, es kommt zur „Krise“ und schließlich zum „Paradigmenwechsel“.

Für Thomas S. Kuhn sind Paradigmen gewissermaßen „Momente der Diskontinuität“ in der Wissenschaftsgeschichte. Sie liefern, wie bereits betont, nur für „eine gewisse Zeit ... Modelle und Lösungen“. In der Gegenwart macht ein aus der Physik hervorgegangener und von den Physikern in die Biologie und andere Wissenschaften hineingetragener Begriff zur Interpretation von Strukturbildungen in der Natur und Gesellschaft Konjunktur, ohne daß immer mit genügender Sorgfalt differenziert wird. Ich meine den Begriff der „Selbstorganisation“. Es soll im folgenden versucht werden, die Tragfähigkeit und die Bedeutung dieses Begriffes für die Biologie zu beleuchten.

II. Das Dilemma Carnot oder Darwin

Der Nobelpreisträger Ilya Prigogine (*1917) kennzeichnete die Entropie einmal als „a very strange concept“ [6]. Seit Eddington (1882–1944) wird der Entropie-Begriff mit dem „Zeitpfeil“ in Zusammenhang gebracht: Für alle isolierten Systeme ist die Zukunft die Richtung der zunehmenden Entropie. Mit anderen Worten: Isolierte Systeme „entwickeln“ sich spontan immer in Richtung auf ihr thermodynamisches Gleichgewicht, das als Zustand maximaler Entropie S gekennzeichnet werden kann

$$dS \geq 0 \; ;$$

$$dS = 0 \; , \quad S = S_{max} \quad \text{(Gleichgewichtsbedingung)}$$

Damit wurde die Entropie, wie Prigogine sich ausdrückte, zu einem „Indikator der Entwicklung“. Ludwig Boltzmann (1844–1906) interpretierte seinerzeit die Entropiezunahme unter diesem Gesichtswinkel völlig zu Recht als fortschreitende Desorganisation, als Evolution auf einen „wahrscheinlichsten“ Zustand maximaler Unordnung (sog. Boltzmannsches Ordnungsprinzip, Prigogine). Das düstere Bild vom unentrinnbaren „Wärmetod“ des Weltalls machte damals seine Runde und wirkt bis heute nach.

Die Entwicklung, der Zeitpfeil in der anorganischen Welt schien nach diesen Erkenntnissen in die entgegengesetzte Richtung zu weisen wie in der organischen Welt. Hier die spontane Entwicklung sich selbst überlassener Systeme in Richtung auf Homogenität, Ausgleich, Stabilität und „Ruhe“, dort die tagtägliche Erfahrung der Entwicklung von Neuem mit der Tendenz zur Komplexifizierung, Diversifikation und „Bewegung“. „Angesichts der physikalischen Gesetze, die die makroskopischen Systeme lenken, schien die bloße Existenz von Lebewesen ein Paradoxon darzustellen und einige der Grundprinzipien zu verletzen, auf die sich die moderne Wissenschaft stützt“, schrieb Jacques Monod (1910–1976) in seinem vieldiskutierten Buch „Zufall und Notwendigkeit“ (1975) [7]. Auch Erwin Schrödinger (1887–1961) erschien der Organismus deshalb so rätselhaft, „weil er sich dem raschen Verfall in einen unbewegten Gleichgewichtszustand entzieht“ [8]. Diese Frage, die Roger Callois (*1913) auf die Kurzform „können Carnot und Darwin gleichzeitig recht haben?“ gebracht hat [9], hat Generationen von Biologen, Physikern und Philosophen beschäftigt. Der französische Philosoph Henri Bergson (1859–1941) meinte aus dem scheinbaren Widerspruch die Rechtfertigung zur Anerkennung eines übernatürlichen Wesens des Lebens, welches er als „Kampf gegen die Entropie“ definierte, ableiten zu können. Der Jenaer Physiker Felix Auerbach (1856–1933) sah in seiner „Ektropie-Lehre“ das Leben geradezu als „ein Instrument des Kosmos zum Kampf gegen die Entropie“ an [10].

Das Verdienst des Biologen Ludwig von Bertalanffy (1901–1972) ist es, in diesem Zusammenhang nachdrücklich darauf aufmerksam gemacht zu haben, daß die Lebewesen keine isolierten, sondern offene Systeme seien, da sie einen ständigen Energie- und Stoffaustausch mit ihrer Umgebung unterhalten, und damit die Aussage, daß in ihnen die Entropie nur zunehmen, aber niemals abnehmen könne und im Grenzfall des Gleichgewichts ein Entropie-Maximum erreicht werde, nicht zuträfe [11]. Bereits um die Jahrhundertwende hatte Wilhelm Ostwald (1853–1932) über das „Leben“ geschrieben: „Das erste Merkmal besteht darin, daß die Lebewesen nicht stabile, sondern stationäre Gebilde darstellen. Dieser Unterschied besteht darauf, daß ein stabiles Gebilde in allen seinen Teilen ruht oder unveränderlich ist, während ein stationäres zwar seiner Form nach unveränderlich erscheint, aber innerlich einen beständigen Wechsel seiner Teile erfährt“ [12].

Bei offenen Systemen setzt sich die Entropieänderung aus zwei Komponenten zusammen: aus der durch den Ablauf irreversibler Prozesse im System selbst hervorgerufenen (d_iS) und der durch Entropieaustausch mit der Umgebung bestimmten (d_eS):

$$dS = d_iS + d_eS \ .$$

Während der erste Summand nach dem zweiten Hauptsatz der Thermodynamik nur Werte ≥ 0 annehmen kann

$$d_iS \geq 0 \ ,$$

kann der zweite Summand sowohl negative (Entropieexport) als auch positive (Entropieimport) aufweisen:

$$d_eS \gtreqless 0 \ .$$

Das bedeutet, daß die Gesamtentropieänderung des offenen Systems (dS) ebenfalls – je nach Bilanz – sowohl positive als auch negative Werte annehmen kann. Sie kann abnehmen, wenn das System pro Zeiteinheit mehr Entropie exportiert als es in seinem Innern produziert:

$$dS < 0 \ \text{wenn} \ |d_eS| > d_iS \geq 0 \ .$$

Auch offene Systeme in Gleichgewichtsnähe, d. h. im Gültigkeitsbereich der sog. linearen Thermodynamik irreversibler Prozesse, wo lineare Beziehungen zwischen den „verallgemeinerten“ Flüssen J_i (z. B. Wärmefluß, Stofffluß, chemische Reaktionsgeschwindigkeit) und den korrespondierenden „verallgemeinerten“ Kräften X_i (Temperatur-, Konzentrationsgradient, chemische Affinität) bestehen, streben einem zeitunabhängigen Zustand, dem sog. stationären Nicht-Gleichgewichtszustand zu, der aber nicht mehr durch ein Maximum an Entropie, sondern durch ein Minimum an Entropie-Produktion

$$P \equiv d_iS/dt = \int \sigma \, dV = \int (\Sigma \, J_i X_i) dV \geq 0$$

thermodynamisch gekennzeichnet ist (Prigogine-Theorem):

$dP < 0$ („Evolutions"bedingung)
$dP = 0$, P im Minimum (Stationaritätsbedingung)
$\delta P \geq 0$ (Stabilitätsbedingung).

Das bedeutet, daß ein lineares offenes System unter zeitunabhängigen Randbedingungen seinen Zustand durch Änderung der Flüsse und Kräfte stets in Richtung auf eine verminderte Entropieproduktion ändert, bis es ein Minimum der Entropieproduktion erreicht hat. Das System befindet sich dann mit seiner Umgebung in einem eindeutig definierten stationären Nicht-Gleichgewichtszustand, den man als „dynamisches Gleichgewicht" oder „Fließgleichgewicht" (v. Bertalanffy) bezeichnet hat. Es produziert so wenig Entropie, daß sie vollständig in die Umgebung überführt werden kann:

$$d_eS = -d_iS \;, \quad \text{d.h.,} \; dS = 0 \;.$$

Diese stationären Zustände sind gegenüber Schwankungen stets stabil, d. h., das System kehrt „automatisch" in seinen stationären Nicht-Gleichgewichtszustand zurück.

Das Verhalten von Systemen, ihre „Entwicklung", im Gültigkeitsbereich sowohl der Gleichgewichts- als auch der linearen Thermodynamik in Gleichgewichtsnähe besteht in der irreversiblen Bewegung auf den Extremwert des entsprechenden thermodynamischen Potentials zu. Das ist bei isolierten Systemen der thermodynamische Gleichgewichtszustand mit einem Maximum an Entropie und bei offenen Systemen der stationäre Nicht-Gleichgewichtszustand mit einem Minimum der Entropieproduktion. Diese zeitunabhängigen Zustände werden durch die Randbedingungen bestimmt, sind aber unabhängig von den Anfangsbedingungen. Das bedeutet, daß die Veränderung des Systems auf Grund einer Veränderung der Randbedingungen genau vorausberechnet werden kann, die Entwicklung enthält nichts Spezifisches. Evolution ist nicht möglich, das „Leben" bleibt weiterhin unverstanden.

III. Entdeckung der konstruktiven Rolle der Irreversibilität

Fernab vom thermodynamischen Gleichgewicht, d. h. außerhalb des Gültigkeitsbereiches der linearen Thermodynamik irreversibler Prozesse, können sich in offenen Systemen räumliche, zeitliche oder raum-zeitliche Strukturen herausbilden, für die Glansdorff und Prigogine 1971 den Begriff der „dissipativen Strukturen" [13] zum Unterschied gegenüber den „Gleichgewichtsstrukturen" eingeführt haben. Sie müssen durch dissipative, d. h. entropieproduzierende Prozesse erzeugt und aufrechterhalten werden. Gleichzeitig muß die pro Zeiteinheit exportierte Entropiemenge die im gleichen Zeitraum produzierte übertreffen, damit die Gesamtentropie S des Systems abnehmen kann. Mit anderen Worten: Damit es in einem offenen System zu einer Strukturbildung kommt, muß der Entropieexport einen gewissen Wert überschreiten. Dieser Entropieexport erfordert eine „Entropiepumpe", die für ihren Betrieb – wie jede Pumpe – freie Energie bzw. freie Enthalpie benötigt.

Diese stationären Zustände offener Systeme unter gleichgewichtsfernen Bedingungen können nicht mehr durch den Extremwert eines bestimmten thermodynamischen Potentials gekennzeichnet werden. Sie zeigen deshalb auch nicht mehr das „gegenüber Schwankungen immune" [14], stabile Verhalten der abgeschlossenen Systeme im Gleichgewicht oder der offenen Systeme in Gleichgewichtsnähe. Die Entropieproduktion P (s. Prigogine-Theorem) nimmt in solchen stationären Zuständen keinen Minimalwert mehr an. Es gilt nur noch das „fundamentale Theorem von Glansdorff und Prigogine" (1971 [15]), daß die durch Variation der „Kräfte" bedingte Änderung der Entropieproduktion ($d_X P$)

$$dP = \int (\Sigma J_i dX_i) dV + \int (\Sigma X_i dJ_i) dV \equiv d_X P + d_J P$$

nur abnehmen kann und – im Grenzfall – Null wird:

$$d_X P < 0 \text{ (Evolutionsbedingung)}$$

$$d_X P = 0 \text{ (Stationaritätsbedingung).}$$

Dieses Theorem gilt für beliebige, lineare wie nicht-lineare, thermodynamische Systeme unter konstanten Randbedingungen auf ihrer „Entwicklung" zum stationären Zustand. Im Falle der Linearität folgt daraus das Prigogine-Theorem ($dP \leq 0$).

Unter diesen Bedingungen ist die Stabilität des stationären Zustandes keineswegs mehr gegeben. Nach Glansdorff und Prigogine ist ein stationärer Zustand generell – im linearen wie im nicht-linearen Bereich – gegenüber Fluktuationen der Kräfte X_i stabil, falls die hierdurch verursachte Änderung der „Exzeßentropieproduktion"

$$P[\delta\sigma] = \int \Sigma\, \delta J_i \delta X_i dV \geq 0 \quad (t \geq t_0)$$

positiv ist („Bergaufstörung"). Diese hinreichende Bedingung ist im linearen Bereich immer gegeben. In genügender Entfernung vom thermodynamischen Gleichgewicht, im „nicht-linearen" Bereich, können durch Änderung der Randbedingungen jedoch Situationen auftreten, bei denen die durch Fluktuationen der Kräfte bedingten Änderungen der Exzeßentropieproduktion nicht mehr positiv, sondern negativ sind. In dem Falle werden die zunächst lokal begrenzten Fluktuationen nicht mehr gedämpft und breiten sich über das gesamte System aus, das daraufhin einen neuen stationären Zustand mit höherer struktureller Ordnung und größerer Energiedissipation, d. h. mit noch größerem Abstand von der Gleichgewichtslage, einnimmt. Die größere Entfernung vom Gleichgewicht begünstigt wiederum „rückwirkend" die Entstehung neuer umweltbedingter Instabilitäten, so daß die „Evolution sich selbst beschleunigt".

Man hat dieses Phänomen als *„Selbstorganisation"* bezeichnet. Erstmalig in der Geschichte stand damit die alltägliche Erscheinung der „spontanen" Strukturbildung nicht mehr im Widerspruch zu den Gesetzen der Thermodynamik, sondern fügte sich harmonisch in ihr Aussagegefüge ein. Das Paradoxon Carnot oder Darwin begann sich aufzulösen. Das Leben erschien „uns nicht mehr länger als eine Insel des Widerstandes gegen den zweiten Hauptsatz der Thermodynamik" [16].

IV. Der Begriff der Selbstorganisation

Der Begriff der Selbstorganisation hat sehr schnell Eingang in die verschiedensten Fachdisziplinen gefunden. Er wird gegenwärtig, wie Friedrich Cramer [17] (*1923) völlig zu Recht betonte, „überstrapaziert" und läuft Gefahr, zu einem hohlen Schlagwort zu verkommen, mit dem nichts mehr ausgesagt wird bzw. – viel schlimmer – ein Wissen, eine Erklärung über ein Entwicklungsphänomen vorgetäuscht wird, die in Wirklichkeit gar nicht da ist. „Damit man aber von einem neuen Paradigma in den Wissenschaften sprechen kann, muß der Begriff der Selbstorganisation erst seine tatsächliche Erklärungskraft beweisen, d.h. man muß zeigen können, daß mit Hilfe dieses Prinzips komplexe Prozesse besser als mit herkömmlichen Mitteln erklärt werden können oder auf der Basis des Prinzips der Selbstorganisation bestimmte komplexe Prozesse überhaupt erst in die Nähe von Erklärbarkeit rücken", schätzte Gerhard Roth (*1942) völlig richtig ein und fährt fort: „Dies ist in den empirischen Wissenschaften bisher kaum geleistet worden, und ‚Selbstorganisation' und ‚Autopoiesis' sind in weiten Bereichen geradezu mystische, scheinbar alles erklärende Begriffe geworden" [18].

Wenn z.B. der theoretische Physiker Werner Ebeling (*1936) die Evolution aus seiner Fachdisziplin heraus als „unbegrenzte Folge von Prozessen der Selbstorganisation" oder der Wissenschaftstheoretiker Erhard Oeser (*1938) die Wissenschaft als Selbstorganisationsphänomen [19] definiert, so ist damit keine Aussage mehr verbunden, mit der man etwas anfangen könnte. Oder wenn der Neurophysiologe Wolf Singer über die „Selbstorganisation kognitiver Strukturen" referiert [20] und dabei lediglich die bei jeder ontogenetischen Entwicklung sich abspielende „reziproke Wechselwirkung zwischen aktuellen internen Bedingungen und genetisch gespeicherten Informationen" sowie die bei der Entwicklung kognitiver Strukturen ebenfalls bedeutsamen, auf neuronaler Grundlage sich abspielenden Interaktionen mit der Umwelt im Auge hat, aber weit davon entfernt ist, energetische bzw. thermodynamische Betrachtungen einzubeziehen, so fragt man sich, ob dann mit der Verwendung des Begriffes „Selbstorganisation" überhaupt noch etwas gewonnen wird, und man nicht besser bei dem bekannten und gut charakterisierten Begriff der Ontogenese, der bekanntlich bereits den Aspekt der Selbstdifferenzierung einschließt, geblieben wäre.

Es erscheint nützlich und notwendig, eine Inhaltsbestimmung und Klassifikation des Begriffes der Selbstorganisation zu versuchen. Sieht man sich in der Literatur um, so erhält man sehr unterschiedliche Definitionen. In der 20bändigen Brockhaus Enzyklopädie [21] findet man unter dem Stichwort „selbstorganisierendes System" das Synonym „lernender Automat". Werner Ebeling gibt folgende, in meinen Augen brauchbare Begriffsbestimmung der Selbstorganisation: „Irreversible Prozesse in nichtlinearen dynamischen Systemen, die durch das kooperative Wirken von Teilsystemen zu komplexeren Strukturen des Gesamtsystems führen" [22]. Bei Manfred Eigen (*1927) wird die Selbstorganisation der Materie in eingeschränkter Weise auf „die aus definierten Wechselwirkungen und Verknüpfungen bei strikter Einhaltung gegebener Randbedingungen resultierende Fähigkeit spezieller Materieformen, selbstreproduktive Strukturen hervorzubringen", bezogen [23]. Völlig ins Metaphysische gleitet Friedrich Cramer in seinem Buch „Chaos und Ordnung" ab, wenn er, nachdem er zuvor die Selbstorganisation noch richtig als Systemeigenschaft gekennzeichnet hatte, der Materie „grundsätzlich die Eigenschaft der Selbstorganisation" zuerkennt. Weiter heißt es: „Mit der Einführung der Selbstorganisation als Grundeigenschaft der Materie ist aber auch gesagt, daß jede Materie a priori ideenträchtig ist. ... Danach war beim Urknall die Idee des menschlichen Bewußtseins als Möglichkeit schon vorhanden. ... Eine ideenlose Materie ohne die Idee ihrer Selbstorganisation gibt es nicht" [24].

Erich Jantsch (1929–1980) unterscheidet zwischen „konservativer" und „dissipativer" Selbstorganisation. Erstere führt allein aufgrund statischer Kraftwirkungen im System selbst zu stabilen, sog. konservativen Strukturen, die ohne Dissipation von Energie aufrechterhalten werden [25]. Das System nimmt eines der möglichen Minima der potentiellen Energie an. Dazu gehören z. B. unser Planetensystem ebenso wie die räumliche Struktur der Nukleinsäuren und Proteine oder Kristalle. Zu den interessantesten konservativen Strukturen gehören zweifellos die Viren und Phagen. Auch verschiedene Multienzymkomplexe und die Ribosomen können hier erwähnt werden [26]. Sie stellen Aggregate aus vorgefertigten makromolekularen Untereinheiten dar, die durch nicht-kovalente Bindungen zusammengehalten werden. Sie können aus verschiedenen Protein-Untereinheiten bestehen und, wie im Falle der Viren und Ribosomen, außerdem RNA oder DNA enthalten. Die „Information" für das Zusammentreten der Komponenten zum Aggregat steckt in den makromolekularen Untereinheiten selbst. Viele Autoren, darunter der Biologe Hans Mohr sowie K. C. Holmes, beschränken den Begriff der Selbstorganisation auf diese Phänomene des „self assembly".

Bei aller Bedeutung, die diese Selbstaggregationen von Makromolekülen in der Zelle haben, so sind sie doch nicht geeignet, als „Paradigma" der Strukturbildung zu dienen. Komplexere Strukturen der Zelle, wie z. B. die Mitochondrien, Cilien oder Myofibrillen, bilden sich nicht spontan aus ihren Komponenten, sondern erfordern für ihre Montage zusätzliche Faktoren, wie z. B. spezifische Enzyme, die in der endgültigen komplexen Struktur nicht mehr enthalten sind. Das gilt selbstverständlich in noch stärkerem Maße für die ganze Zelle. Wird sie in ihre makromolekularen Bestandteile zerlegt, so geht damit so viel an wichtiger Information irreversibel verloren, daß eine Reaggregation aus eigener Kraft unmöglich ist.

Interessanter für unsere Thematik ist zweifellos die dissipative Selbstorganisation, die in komplexen offenen Systemen im überkritischen Abstand vom Gleichgewicht durch Kooperation zwischen seinen Teilsystemen zustandekommt und – wie der Name bereits sagt – zu dissipativen Strukturen führt. Paradebeispiele solcher Strukturen sind die 1958 entdeckte und nach ihren russischen Erforschern benannte Belousov-Zhabotinsky-Reaktion, die sog. Bénard-Zellen in Flüssigkeitsschichten oder auch der Laser. Sie sind jedoch nur sehr bedingt als Paradigmen für die Strukturbildung im Bereich des Organischen brauchbar, da der für die Herbeiführung und Aufrechterhaltung dieser Strukturen notwendige Entropieexport (s. o.) durch äußere Triebkräfte und nicht durch innere Bedingungen gewährleistet wird, d.h., die Entropiepumpe befindet sich außerhalb des strukturbildenden Systems. Man spricht deshalb auch sinnvollerweise von „passiven" strukturbildenden Systemen [27] und stellt sie den „aktiven" (s.u.) gegenüber. Das „Selbst" bei solchen „selbstorganisierenden" Systemen soll lediglich ausdrücken, daß die auftretenden Strukturen das Ergebnis innerer Wechselwirkungen sind und nicht von außen direkt aufgeprägt worden sind.

V. Das „Selbst" lebendiger Systeme

Bei den Lebewesen, und das ist ganz wesentlich, befindet sich die Entropiepumpe nicht außerhalb des strukturbildenden Systems, sondern in seinem Innern, d.h., bei ihnen wird die Ordnung durch einen inneren Mechanismus aufrechterhalten. Deshalb werden sie auch als „aktive" strukturbildende Systeme (s.o.) [28] gekennzeichnet. Der notwendige Entropieexport wird von den Lebewesen durch Abgabe von Wärme, durch Austausch von Stoffen mit der Umgebung (Offenheit des Systems!) sowie durch Stoffumwandlungen im Innern des Systems selbst gewährleistet.

Charakteristisch für alles Lebendige ist das aus-sich-selbst verlaufende Geschehen. Da ist kaum etwas dem Zufall überlassen, wie bei der Bildung der Wolken am Himmel oder der Turbulenzen im Wasserstrahl. Die „Entscheidungen" sind vorgegeben, sie stellen keinen zufälligen „Symmetriebruch" dar. Jacques Monod (1910–1976) stellt völlig zu Recht fest, daß das Leben „fast nichts der Einwirkung äußerer Kräfte, aber alles – von der allgemeinen Gestalt bis in die kleinste Einzelheit – seinen inneren, morphogenetischen Wechselwirkungen" verdanke. Seine Struktur beweise „eine klare und uneingeschränkte Selbstbestimmung, die eine quasi totale Freiheit gegenüber äußeren Kräften und Bedingungen" einschließe. „Äußere Bedingungen können die Entfaltung des lebenden Objekts wohl behindern, nicht jedoch lenken, sie können ihm seine Organisation nicht aufzwingen" [29]. Der Hallenser Entwicklungsmechaniker und Anatom Wilhelm Roux (1850–1924) hat diesen auffälligen autonomen und spontanen Charakter, diese „Selbsttätigkeit" der Organismen seinerzeit als *„Autoergie"* bezeichnet [30]. Er nannte neun Selbstleistungen: Selbstveränderung, Selbstausscheidung, Selbstaufnahme, Selbstassimilation, Selbstwachstum, Selbstbewegung, Selbstvermehrung, Selbstübertragung oder Vererbung und Selbstentwicklung.

Durch dieses „Prinzip der Selbstbewegung", durch diese Autonomie unterscheiden sich alle lebendigen Systeme grundsätzlich von allen durch Menschenhand und -geist geformten Artefakten und erst recht von allen natürlichen anorganischen Systemen. Dieses „Selbst" ist es, was mechanisch-physikalistisch orientierte Naturwissenschaftler und Philosophen in der Vergangenheit und heute nur sehr ungern zur Kenntnis nehmen oder ganz verschweigen, weil uns die Erklärung trotz phantastischer Fortschritte auf den Gebieten der Molekular- und Entwicklungsbiologie immer noch schwer fällt. Nur zu gut ist uns der mißglückte Versuch Hans Drieschs (1867–1941) Anfang unseres Jahrhunderts noch in Erinnerung, dieses zentrale Problem, das er wie kein anderer in seiner Bedeutung und Tragweite richtig gesehen hatte, mit Hilfe eines hypothetischen „ganzmachenden Faktors", den er mit dem aus der Aristotelischen Philosophie entlehnten Begriff der Entelechie belegte, zu interpretieren. Wir verdanken Driesch aber die Einführung des aus der Physik stammenden Begriffs des Systems in die Biologie, der sich in unseren Tagen als so außerordentlich fruchtbar erweist. Driesch hatte seinerzeit ja völlig recht, daß – mit seinen Worten – „die Formgestaltung (Differenzierung) eines harmonisch-äquipotentiellen Systems mechanistisch nicht zu verstehen" sei [31], wobei er mechanistisch im Sinne der unglückseligen „Maschinentheorie des Lebens" meinte. Die Lebewesen funktionieren tatsächlich nicht wie Maschinen.

Wie Max Delbrück (1906–1981) darlegte [32], besteht eine auffällige Analogie zwischen den „Vitalfaktoren" vieler Vitalisten von Aristoteles (384–322 v. Chr.) über Johannes Müller (1801–1858) bis zu Hans Driesch und den realen Eigenschaften des genetischen Programms. Renato Dulbecco (*1914) hat in seinem Buch „Der Bauplan des Lebens" diesen Sachverhalt auf die Kurzform gebracht: „Leben ist die Verwirklichung codierter Anweisungen" [33]. Tatsächlich kann man mit Ernst Mayr (*1904) feststellen, daß „der Punkt, in dem sich Organismen von unbelebter Materie unterscheiden, die Organisation ihrer Systeme und insbesondere das Vorhandensein codierter Information" ist [34].

Es gehört zu den Alltagserfahrungen, daß im Prozeß der Ontogenese aus einer relativ undifferenzierten befruchteten Eizelle ein neuer hochkomplexer und differenzierter vielzelliger Organismus entsteht, der in den wesentlichen Merkmalen seinen Eltern gleicht. Die dazu notwendigen Informationen sind im Genom der Zygote fixiert und stammen anteilig von beiden Eltern. Es ist zwar richtig, daß die Entwicklung eines Organismus im wesentlichen die Realisierung ihres Genotyps sei, es wäre aber falsch, damit die Vorstellung zu verbinden, daß das Genom das vollständige genetische Programm für die Entwicklung von der Zygote bis zum adulten Organismus verkörpere. So wie wir das Lebendigsein nur als Systemleistung begreifen können, so ist auch die Ontogenese in allen ihren Phasen eine Leistung des jeweiligen Systems und nicht des Genoms allein. Gunther S. Stent betonte deshalb völlig zu recht, daß Entwicklung mehr ein historisches als ein programmatisches Phänomen sei [35]. Jedes in der fortschreitenden Entwicklung des Embryos erreichte Stadium ist zugleich das Resultat vorangegangener wie auch die Ursache nachfolgender komplexer Netzwerke kausaler Wechselbeziehungen. Jeder einzelne Entwicklungsschritt, der Zellteilungen, -bewegungen, -adhäsionen, -differenzierungen sowie programmierte Zellverluste beinhalten kann, wird nicht allein von den Genen, sondern auch von „epigenetischen" Vorgängen, d. h. von solchen, die nicht direkt durch bestimmte Gene festgelegt sind, reguliert.

Die Natur, die Regulation sowie das harmonische Zusammenspiel genetischer und epigenetischer Abläufe während der Embryogenese stellt nach wie vor die größte Herausforderung der modernen Biologie dar. Mit anderen Worten: Wie legt die eindimensionale Beschreibung der primären Struktur verschiedenster Proteine durch den genetischen Code im Genom letztendlich die dreidimensionale Ausformung eines neuen Organismus fest? Unser detailliertes Wissen, wie Gene Proteine codieren, reicht nicht aus, die Gestalt von Organismen auch nur im Ansatz zu verstehen. Unsere genaueste Kenntnis der DNA eines Organismus sagt uns weder dessen Ontogenese noch dessen „angeborenes" Verhalten voraus. Wir sind noch weit davon entfernt, eine brauchbare Theorie der Embryonalentwicklung, so wie sie für die Genetik und Evolution erarbeitet worden ist, zu besitzen.

Für die Erklärung der Differenzierung hat der große amerikanische Genetiker Thomas Hunt Morgan (1866–1945) bereits 1934 das Konzept der „differentiellen Genaktivität" angeboten. Heute sprechen wir im Rahmen der Molekularbiologie von der differentiellen Genexpression. Sie ist inzwischen durch viele Beobachtungen gut belegt. Sie erklärt zwar das Verschiedenwerden der Zellen während der Embryogenese, sagt aber nichts darüber aus, warum in der einen Zelle diese und in der anderen Zelle jene Gene aktiviert werden, da doch alle dasselbe Genom besitzen. Es müssen neben dem Genom, aber in ständigem Wechselspiel mit ihm, epigenetische Informationssysteme existieren, die den Zellen z.B. ihre Lage im Organismus zuweisen oder mitteilen. Schon Ende des vergangenen Jahrhunderts hatte Hans Driesch den Gedanken geäußert, daß die Lage darüber entscheidet, wie sich die Zelle weiterentwickelt. Heute spricht man von der Positionsinformation in einem morphogenetischen Feld. Francis Crick (*1916) entwickelte 1970 dazu die Vorstellung, daß die Diffusion eines „Morphogens" durch dieses Feld die Positionsinformation liefern könnte, wenn die individuelle Zelle in der Lage wäre, die Konzentration dieser Substanz zu registrieren und in spezifischer Weise darauf zu reagieren. Als eine solche morphogene Substanz, die für die Entwicklung der Flügelknospe im Hühnerembryo verantwortlich ist, wurde Retinsäure, ein Derivat des Vitamin A, inzwischen identifiziert. Man steht hier erst am Anfang. Bei der Determination feinkörniger Differenzierungsmuster, wie z.B. bei der Differenzierung der Retinulazellen im Insektenommatidium, sind Signalproteine im Spiel, die nicht als diffundierende, sondern als membranständige morphogene Substanzen ausschließlich auf die kontaktierenden Zellen wirken.

Der bekannte Mathematiker Alan Turing (1912–1954) hat uns 1952 [36] gezeigt, daß ein stehendes Wellenmuster in der Konzentration des Reaktionsproduktes entstehen kann, wenn zwei Reaktionspartner über eine Fläche diffundieren. Sondhi (1963) hat dieses Modell zur Erklärung von neuen Kopfborstenmustern bei *Drosophila* und Murray (1988) zur Erklärung der Fellmusterung bei Säugetieren erfolgreich herangezogen. In Übereinstimmung mit dieser Theorie darf es keine gestreiften Säugetiere mit gepunkteten Schwänzen geben.

Kommen wir zurück zum Problem der Selbstorganisation: Friedrich Cramer faßt in seinem Buch „Chaos und Ordnung" völlig zu recht zusammen: Formbildung in morphogenetischen Feldern erklärt sich also durch Konzentrationsgradienten von aktivierenden und hemmenden Substanzen, deren Natur man zwar im einzelnen noch nicht kennt, deren Produktion aber offensichtlich durch Gene gesteuert wird. Sonst wären sie nicht mutierbar und vererbbar. Es handelt sich also nicht um eine Selbstorganisation im eigentlichen Sinne, sondern um die Organisation nach einem vorgegebenen „Programm" [37]. Das läßt sich noch verallgemeinern: Wir erkennen die Ontogenie als Systemleistung auf der Grundlage eines internen Programms.

Sie verläuft zielgerichtet (teleonomisch) für jede Art in der für sie spezifischen Weise und schafft nicht nur Ordnung, sondern auch selbstreferentielle Organisation (s.u.). Da wird fast alles von innen her und fast nichts von außen bestimmt. Solche Systeme fehlen in der anorganischen Welt. Mit der Kennzeichnung dieser Prozesse als „Selbstorganisation" wird der Eindruck erweckt, man könne die Morphogenese der Organismen, das Entstehen „organisierter" Systeme, jetzt mit Hilfe der physikalischen Theorie der Selbstorganisation erklären. Norbert Bischof schätzte richtig ein: „Die Rede von der Selbstorganisation weckt Hoffnungen, aus der Physik könnten der Biologie neue morphogenetische Ideen zuwachsen. ... Aber was hier angeboten wird, löst nicht das eigentliche Problem, es erklärt immer nur Ordnung und eben nicht Organisation" [38].

VI. Die „Organisation" lebendiger Systeme

Der Begriff der „Organisation" hat in der Biologie im Gegensatz zur Physik eine lange Tradition und einen spezifischen Inhalt, mit dem mehr als nur ein Ordnungszustand ausgedrückt wird. „Organismen", so schrieb Georg Gaylord Simpson (1902–1984) einmal, „werden so genannt, weil sie buchstäblich organisiert sind" [39]. Deshalb hatte Ludwig von Bertalanffy auch völlig recht, als er das Problem des Lebens als das Problem der Organisation charakterisierte [40].

Organisation schließt für den Biologen Funktion und Zielgerichtetsein ein. Colin Pittendrigh berichtete über ein Gespräch, das er mit John von Neumann (1903–1957) über die Begriffe „Ordnung" und „Organisation" geführt hatte, in dem auch der große Mathematiker darauf bestanden habe, daß der Begriff der Organisation stets einen Zweck oder ein Zielgerichtetsein einschließe [41]. So besitzt z.B. ein Enzymmolekül im Gegensatz zum Kristall nicht nur einen hohen Ordnungsgrad, sondern auch eine Organisation, denn seine Struktur ist nicht allein von der Chemie, sondern auch von seiner Funktion her definiert. Da es in der anorganischen Natur keine Funktionen gibt, gibt es dort auch keine Organisation. Organisiert ist ein System immer im Bezug auf etwas. Simpson schrieb: Organisation „dient einem Ziel und ist in diesem Sinne finalistisch, sie hat einen Zweck und ist in diesem Sinne teleologisch", heute würde man mit Pittendrigh besser sagen: „teleonom". Da die Organismen nicht nur eine Organisation besitzen, sondern sie auch selbsttätig entwickeln und aufrechterhalten, sind sie im wahrsten Sinne des Wortes „selbst-organisierend". Demgegenüber besitzen alle natürlichen anorganischen Systeme, strenggenommen, weder eine Organisation noch ein „Selbst" ebensowenig, wie man von „Zielen" und „Zwecken" in der anorganischen Welt sprechen kann.

Der durchgängige Tatbestand des Zweckmäßigen im Organischen kann nicht geleugnet werden. Hat man die Organismen als in einer langen Phylogenese durch Mutation, Rekombination und Selektion entstandene Entitäten sowie in ihrer Prozeßhaftigkeit voll verstanden, dann wird klar, daß die Zweckmäßigkeit nicht etwas sein kann, was den Lebenserscheinungen „aufgepfropft" ist, sondern ein entscheidendes Merkmal des Lebendigen selbst. „Gehört ... die Selbsterhaltung" zum Begriff des Lebendigen, „so müssen notwendig auch die Mittel der Selbsterhaltung zu ihm gehören", forderte Nicolai Hartmann (1882–1950) völlig zu recht [42]. Selbsterhaltung setzt Zweckmäßigkeit der selbsterhaltenden, systemerhaltenden Prozesse voraus. Unzweckmäßiges würde die Existenz des Organismus früher oder später gefährden oder irreversibel vernichten.

Die Lebewesen erscheinen uns mit gewissen Einschränkungen „sinnvoll konstruiert", wie nach einem „Plan" für einen Zweck gebaut. Deshalb sprechen wir auch von den Bau-„Plänen" der Tiere und Pflanzen, die jeder Student der Biologie kennen muß, ohne daß wir uns der Tragweite dieser Ausdrucksweise immer bewußt sind. Jeder Bauplan vergegenständlicht eine Menge von Informationen, die bei der Realisierung des Planes berücksichtigt werden mußten. Das trifft auch für die Organismen zu. Sie besitzen in ihrem Genom einen Speicher genetisch fixierter und abrufbarer Informationen. Nach diesen Informationen werden zum „richtigen" Zeitpunkt, am „richtigen" Ort und in „richtiger" Quantität die spezifischen Eiweiße aufgebaut, die als Struktureiweiße, Enzyme, Signalstoffe, Rezeptormoleküle, Zelladhäsionsmoleküle, Ionenkanäle etc. ihre spezifischen Funktionen erfüllen.

Im Gegensatz zu den Maschinen, die Werner Ebeling ebenfalls zu den „aktiven strukturbildenden Systemen" zählt und die mit den Lebewesen einen hohen Grad an „funktionaler Ordnung" [43] gemein haben, bezieht sich bei den lebendigen Systemen die Selbst-Organisation nicht nur auf ihre Funktion, sondern auch auf ihre ständige, niemals aussetzende Selbsterneuerung. Die Strukturen der Lebewesen sind bei den Temperaturen ihrer Existenz höchst labil und können nur durch ständigen Energieaufwand aufrechterhalten werden. Wird die Energiezufuhr unterbrochen, so tritt der Tod ein, das Lebewesen hört irreversibel auf zu existieren. Durch diese Dynamik unterscheiden sich alle Lebewesen grundsätzlich von Maschinen, die starre, statische, konstruktiv festgelegte Systeme darstellen, an denen die von Menschenhand und -geist beabsichtigten Vorgänge nach Inbetriebnahme ablaufen.

Die chilenischen Neurobiologen Humberto Maturana und Francisco Varela haben den Begriff der *Autopoiese* zur Kennzeichnung der Organisation lebendiger Systeme, sich ständig selbst zu erzeugen, geprägt. Ein autopoietisches System ist wesentlich auf sich selbst bezogen, es ist „selbstreferentiell" im Gegensatz zu den allopoietischen Systemen, wie z. B. die Maschinen, die auf eine, ihnen von außen gegebene Funktion ausgerichtet sind. Diese produzieren etwas von ihnen selbst Verschiedenes. Deshalb ist es bei den Maschinen möglich, ihre Tätigkeit von ihrer Existenz zu trennen. Sie benötigen keine freie Energie, um sich selbst zu erhalten. Den Lebewesen und allen ihren Zellen ist im Gegensatz dazu „eigentümlich, daß das ... Produkt ihrer Organisation sie selbst sind, das heißt, es gibt keine Trennung zwischen Erzeuger und Erzeugnis. Das Sein und das Tun einer autopoietischen Einheit sind untrennbar, und dies bildet ihre spezifische Art von Organisation" [44]. Daß die Organismen trotz ständiger Selbsterneuerung immer sie selbst bleiben, verdanken sie ihrer inneren Organisation, einer inneren Planmäßigkeit und nicht einer bestimmten Konstellation der Umweltfaktoren oder einer bestimmten Zusammensetzung der Nahrung.

Zusammenfassend kann man sagen: Lebendige Systeme stellen dissipative Strukturen dar, denn sie erhalten ihren hohen Grad an innerer Ordnung durch dissipative Vorgänge im Innern und Abgabe des Entropieüberschusses an die Umgebung aufrecht. Sie unterscheiden sich von allen natürlichen anorganischen dissipativen Strukturen dadurch, daß sie nicht durch äußere überkritische Triebkräfte herbeigeführt und aufrechterhalten werden („passive" strukturbildende Systeme), sondern durch innere Mechanismen („aktive" strukturbildende Systeme). Jeffrey S. Wicken definierte lebendige Systeme deshalb als „self-producing and reproducing systems operating through informed pathways of thermodynamic dissipation and evolving under the selection of these pathways for operational efficacity".

Und er fügt hinzu: „This self-referentially organized behavior is the essence of vital activity, the essence of 'living matter'" [45].

VII. Schluß: Die Verlockung des Physikalismus

Die Physik als Wissenschaft imponiert seit den Tagen Galileis und Newtons durch ihre „Exaktheit" und wachsende Einheit ihres Theoriengebäudes. Sie wurde zum Inbegriff der Wissenschaft selbst. Sehr bekannt ist Kants Ausspruch geworden, „daß in jeder besonderen Naturlehre nur soviel eigentliche Wissenschaft angetroffen werden könne, als darin Mathematik enthalten sei" [46]. Man apostrophierte die mathematisierten Naturwissenschaften gerne als „exakt" und stellte sie den „nur" deskriptiven gegenüber. Demzufolge betrachtete man die Biologie vielfach geringschätzend als nicht viel besser als das „Briefmarkensammeln", so jedenfalls noch der Physiker Ernest Rutherford (1871 – 1937).

Auf die Physiologen übte das Beispiel Galileis zeitweilig eine so starke Anziehungskraft aus, daß es im 17. Jahrhundert geradezu „zum guten Ton gehörte", alle Vorgänge in und am Organismus auf Kräfte und Bewegungen zurückzuführen. Von diesen Iatromechanikern gingen zwar wichtige Impulse für die Entwicklung der Physiologie als Wissenschaft im 17. und 18. Jahrhundert aus, das Konzept der mechanischen Physik, der Newtonschen Dynamik war aber viel zu eng und einseitig, um eine Basis für die Erklärung der meisten Lebensvorgänge und des Lebens selbst auch nur annähernd liefern zu können. Die Warmblütigkeit der Vögel und Säugetiere ist eben nicht – wie man 150 Jahre glaubte – auf die Reibung des Blutes in den Blutgefäßen zurückzuführen, wovon man sich leicht durch den Vergleich eines „Kaltblüters" mit einem gleichgroßen „Warmblüter" hätte überzeugen können.

Eine unkritische Übernahme physikalischer Erkenntnisse auf biologische, im Phänomen ähnlich ablaufende Vorgänge zu ihrer „Erklärung" hat sich in der Vergangenheit sehr oft nicht gerade als nützlich für den Erkenntisfortschritt in der Biologie erwiesen. Der extreme Mechanismus eines René Descartes (1596 – 1650), daß die Tiere „nichts weiter seien" als Maschinen, wirkte sich, wie Ernst Mayr es einmal formulierte, wie „ein Mühlstein um den Hals der Biologie" [47] aus. Die Folgen waren bis in das 19. Jahrhundert spürbar.

Auch in unserem, dem 20. Jahrhundert waren und sind wir nicht davor gefeit, daß von oberflächlichen Ähnlichkeiten im Ablauf bedenkenlos auf gleiche ursächliche Zusammenhänge geschlossen wird. Erinnert sei in diesem Zusammenhang an die insbesondere durch Wolfgang Ostwalds (1883 – 1943) Buch „Die Welt der vernachlässigten Dimensionen" (1910) eingeleitete bedenkenlose Übertragung des Kolloidbegriffs sowie der Lehren der anorganischen Kolloidchemie auf biologische Phänomene (siehe dazu [48]). Typische Zelleistungen, wie die Teilung, die Befruchtung und die sich anschließenden ersten Entwicklungsschritte, wurden im Rahmen von *Oberflächenadsorptionen, Dispersitätsverminderungen,* Entmischungserscheinungen, reversiblen Sol-Gel-Übergängen und Quellungsvorgängen zu „erklären" versucht. Die Abhebung der Befruchtungsmembran und die Entstehung des perivitellinen Saftraums stellte sich als „Trennung der Plasmakolloide des Eies in 2 Phasen", also als „Entmischungsprozeß der Plasmakolloide" dar. Zellmembranen waren „im wesentlichen nicht viel anders als Niederschlagsmembranen der oberflächlichen Zellkolloide". Die Ursachen der Zelldurchschnürung werden in Oberflächenspannungsdifferenzen gesehen, die wiederum mit Zustandsänderungen der Plasmakolloide einhergehen: Verdichtung des Plasmas an den Zellpolen und Verflüssigung des Plasmas in der Äquatorzone. Schließlich werden der Mechanismus der Gastrulation durch Invagination sowie andere Faltungsprozesse auf Gesetzmäßigkeiten spezifischer Ionenwirkungen, wie man sie „von den toten Kolloiden im Reagenzglas" kennt, zurückgeführt. Die richtige Erkenntnis, daß Eiweiße einheitliche Makromoleküle sind und nicht in Form kolloidaler Aggregate im Plasma vorliegen, verdanken wir Svedbergs bahnbrechenden „Untersuchungen über disperse Systeme".

Kommen wir zur Gegenwart und damit zurück zum eigentlichen Thema: Man wird an die maschinentheoretischen oder kolloidchemischen Interpretationen biologischer Phänomene vergangener Zeiten erinnert, wenn davon die Rede ist, daß der chemische Laser „eine interessante Brücke zu Lebensvorgängen" biete, und das damit begründet wird, daß der Laser bereits „eine Art Stoffwechsel" zeige [49]. Dieser sog. Stoffwechsel besteht in einer Reaktion des Wasserstoffs mit Fluor, wobei die dabei freiwerdende Energie nicht als Wärme, sondern in Form des Laserlichtes abgestrahlt wird. Solche Prozesse haben ebensowenig mit dem Stoffwechsel der Organismen zu tun wie das Größerwerden von Kristallen in einer Lösung mit dem Wachstum lebendiger Systeme.

Der Stoffwechsel der Lebewesen – besser als Metabolismus bezeichnet – ist gekennzeichnet durch die Einheit von Katabolismus (Dissimilation) und Anabolismus (Assimilation). Ein relativ hoher Prozentsatz der im Katabolismus freigesetzten Energie wird dazu benutzt, sich ständig im Prozeß des Anabolismus selber wieder aufzubauen. Es gibt gar keine scharfe Trennung zwischen „Brennstoff" und „Baustoff". Diese durchgehende Dynamik ist das, was den lebendigen Zustand auszeichnet. Leben ist in erster Linie Prozeß. Max Hartmann (1876–1962) schrieb einmal: „Die Lebensvorgänge der Einzelorganismen sind nur möglich durch das ständige Ineinandergreifen der verschiedenen Assimilations- und Dissimilationsprozesse. ... Die völlige Aufdeckung der Verknüpfung der so vielfach verschlungenen und sich kreuzenden Kausalketten der Stoffwechselvorgänge wäre auch wohl gleichbedeutend mit der Aufklärung des Lebens überhaupt" [50]. Der Metabolismus in seiner dialektischen Einheit von Katabolismus und Anabolismus ist gleichbedeutend mit dem lebendigen Zustand des Systems selbst. Das ist keineswegs eine neue Erkenntnis, sie wird nur immer wieder einmal vergessen. Bereits vor über hundert Jahren schrieb Claude Bernard (1813–1878): „Das organische Gebäude ist ein Ort ständiger Bewegung, in dem sich auch kein einziger Teil in Ruhe befindet, ... Diese molekulare Erneuerung ist unsichtbar, weil wir jedoch ihren Anfang und ihr Ende sehen, nämlich den Eintritt und den Austritt der Stoffe, so können wir auch über die Zwischenphasen urteilen und uns den Fluß der Materie vorstellen, der den Organismus ständig durchströmt. Die Allgemeinheit dieser Erscheinung bei Pflanzen und Tieren und in allen ihren Teilen, ihre kein Aufhören duldende Konstanz machen sie zu dem gemeinsamen Merkmal des Lebens, dessen sich viele Physiologen bei ihren Definitionen des Lebens auch bedienen" [51].

Eine leichtfertige Übertragung des biologischen Begriffes „Stoffwechsel“ auf anorganische Systeme ist nicht nur bedenklich, sondern auch nicht gerechtfertigt und deshalb gefährlich, weil hier Parallelen suggeriert werden, die nicht bestehen. Das gilt für den Laser ebenso wie für die Kerzenflamme, aber auch für das zellfreie System, „das aus den wesentlichen Nukleinsäure- und Proteinkomponenten besteht“ und seine Bestandteile ‚in vitro‘ zu reproduzieren vermag, falls es „mit dem notwendigen energiereichen Baumaterial versorgt wird“ [52].

Die sensationellen Ergebnisse der Theorie der dissipativen Strukturen ist eine weitere glänzende Bestätigung dafür, daß sich die Einheit der Natur in der Einheit ihrer Gesetze zeigt. So besitzt die Selbstorganisation auch für das Verständnis der Strukturbildung im Bereich des Organischen größte Bedeutung. Es gibt kein physikalisches Gesetz, das im Lebewesen außer Kraft gesetzt werden kann. Es gibt aber Gesetzmäßigkeiten, die nur den komplexen lebendigen Systemen mit ihrer internen teleonomen Organisation eigen sind und in der anorganischen Welt fehlen. Man kann mit Sicherheit davon ausgehen, daß auch bei den Strukturbildungen im Organischen die Bedingungen für eine Selbstorganisation erfüllt sein müssen, nur erklärt haben wir diese Vorgänge in ihrer Spezifik, die ohne Frage in lebenden Systemen gegeben ist, noch nicht, wenn wir sie als Selbstorganisationsprozesse bezeichnen. „Es ist sicher verlockend“, schrieb Prigogine in einem seiner Aufsätze, „die lebenden Systeme als offene Systeme zu definieren, die eine dissipative Struktur darstellen, die auf chemischen Instabilitäten beruht“ [53]. Er räumte aber gleichzeitig mit Recht ein, daß eine solche Definition noch unvollkommen sei und wesentlich genauere Angaben über den Typ der beteiligten chemischen Reaktionen erforderlich sind, um wesentliche Merkmale des Lebens zu erklären.

Literatur

1. Lichtenberg GC (1806) Vermischte Schriften. Herausgegeben von Ludwig Lichtenberg und Friedrich Kries, Bd 9. Göttingen, S 152f
2. Gamauf G (1808) Erinnerungen aus Lichtenbergs Vorlesungen, Bd 1. Wien/Triest, S 36
3. siehe 1, Bd 7 (1804) S 203f
4. Kuhn TS (1967) Die Struktur wissenschaftlicher Revolutionen. Frankfurt a.M., S 11
5. siehe 4
6. Prigogine I (1988) What is entropy? Naturwiss 75
7. Monod J (1975) Zufall und Notwendigkeit. Philosophische Fragen der modernen Biologie, 2. Aufl. Deutscher Taschenbuchverl, München, S 34
8. Schrödinger E (1952) Was ist Leben? Die lebende Zelle mit den Augen des Physikers betrachtet, 2. Aufl. Leo Lehnen Verlag GmbH, München, S 99
9. Callois R (1973) La dissymétrie. In: Cohérences aventureuses. Paris, S 198
10. Auerbach F (1917) Die Grundbegriffe der modernen Naturlehre. Einführung in die Physik, 4. Aufl. Teubner Verlagsges, Leipzig, S 143
11. Bertalanffy L v (1951) Theoretische Biologie, 2. Band: Stoffwechsel, Wachstum. 2. Aufl. A. Francke AG Verlag, Bern, S 58ff
12. Ostwald W (1913) Grundriß der Naturphilosophie, 2. Aufl. Verlag Philipp Reclam jun., Leipzig, S 173
13. Glansdorff P, Prigogine I (1971) Thermodynamic theory of structure, stability and fluctuations. John Wiley & Sons Ltd, New York, pp xv and 73
14. Prigogine I, Stengers I (1986) Dialog mit der Natur. Neue Wege naturwissenschaftlichen Denkens, 5. Aufl. R Piper Verlag, München, S 149

15. Glansdorff P, Prigogine I (1971) Thermodynamic theory of structure, stability and fluctuations. John Wiley & Sons Ltd, New York, p 111
16. Prigogine I (1969) Structure, dissipation, and life. In: Marois M (ed) Theoretical physics and biology. North Holland Publ Comp, Amsterdam London, p 50
17. Cramer F (1988) Chaos und Ordnung. Die komplexe Struktur des Lebendigen. Deutsche Verlags-Anstalt, Stuttgart, S 224
18. Roth G (1990) Gehirn und Selbstorganisation. In: Krohn W, Küppers G (Hrsg) Selbstorganisation. Aspekte einer wissenschaftlichen Revolution. Friedr Vieweg & Sohn, Braunschweig Wiesbaden, S 167–180
19. Oeser E (1988) Der wissenschaftliche Realismus. In: Oeser E, Bonet EM (Hrsg) Das Realismusproblem. Wiener Studien zur Wissenschaftstheorie 2. Verlag der Österreichischen Staatsdruckerei, S 11–41
20. Singer W (1989) Zur Selbstorganisation kognitiver Strukturen. In: Pöppel E (Hrsg) Gehirn und Bewußtsein. VCH Verlagsgesellschaft mbH Weinheim, S 45–59
21. Brockhaus Enzyklopädie, 17. Aufl. F.A. Brockhaus, Wiesbaden, 1966–1981, 17. Band (1973), S 283
22. Ebeling W (1989) Chaos, Ordnung und Information. Urania-Verlag, Jena Berlin, S 118
23. Eigen M, Winkler R (1975) Das Spiel. Naturgesetze steuern den Zufall. R Piper & Co Verlag, München Zürich, S 197
24. Cramer F (1988) Chaos und Ordnung. Die komplexe Struktur des Lebendigen. Deutsche Verlags-Anstalt Stuttgart, S 229
25. Jantsch E (1984) Die Selbstorganisation des Universums. Vom Urknall zum menschlichen Geist. Deutscher Taschenbuch Verlag, S 61
26. Holmes KC (1976) Selbstorganisation biologischer Strukturen. Verhdlg Deutscher Naturf u Ärzte 1974. Springer-Verlag, S 31–39
27. Ebeling W, Engel A, Feistel R (1990) Physik der Evolutionsprozesse. Akademie-Verlag, Berlin, S 63
28. siehe 27, S 63
29. Monod J (1975) Zufall und Notwendigkeit. Philosophische Fragen der modernen Biologie, 2. Aufl. Deutscher Taschenbuch Verlag, München, S 28/29
30. Roux W (1895) Über das Wesen des Organischen. Gesammelte Abhandlungen über Entwicklungs-Mechanik der Organismen, 1. Bd. Wilhelm Engelmann-Verlag, Leipzig, S 387–416
31. Driesch H (1951) Lebenserinnerungen. Aufzeichnungen eines Forschers und Denkers in entscheidender Zeit. Ernst Reinhardt Verlag AG, Basel, S 110
32. Delbrück M (1971) Aristotle-totle-totle. In: Monod J, Borek E (eds) Of microbes and life. Columbia University Press, New York
33. Dulbecco R (1991) Der Bauplan des Lebens. Die Schlüsselfragen der Biologie. R Piper GmbH & Co KG, München, S 11
34. Mayr E (1991) Eine neue Philosophie der Biologie. R Piper GmbH & Co KG, München, S 8
35. Stent GS (1985) Thinking in one dimension: The impact of molecular biology on development. Cell 40, 1–2
36. Turing AM (1952) Phil Trans Roy Soc B 237, 37–72
37. Cramer F (1988) Chaos und Ordnung. Die komplexe Struktur des Lebendigen. Deutsche Verlags-Anstalt, Stuttgart, S 227
38. Bischof N (1989) Ordnung und Organisation als heuristische Prinzipien des reduktiven Denkens. In: Meier H (Hrsg) Die Herausforderung der Evolutionsbiologie, 2. Aufl. R Piper GmbH & Co KG, München, S 125
39. Simpson GG (1969) Verhalten und Evolution. In: Roe A, Simpson GG (Hrsg) Evolution und Verhalten. Suhrkamp-Verlag, S 230
40. Bertalanffy L v (1960) Problems of life. New York, p 12
41. zit. bei Mayr E (1991) Eine neue Philosophie der Biologie. R Piper Verlag, München, S 86
42. Hartmann N (1912) Philosophische Grundfragen der Biologie. Vandenhoeck & Ruprecht, Göttingen, S 88
43. Küppers BO (1986) Der Ursprung biologischer Information. Zur Naturphilosophie der Lebensentscheidung. R Piper GmbH & Co KG, München, S 112

44. Maturana HR, Varela FJ (1987) Der Baum der Erkenntnis. Die biologischen Wurzeln des menschlichen Erkennens, 3. Aufl. Scherz Verlag, Bern München Wien, S 56
45. Wicken JS (1987) Evolution, thermodynamics, and information. Extending the Darwinian program. Oxford University Press Inc, p 32
46. Kant I (1786) Metaphysische Anfangsgründe der Naturwissenschaft. Werke in sechs Bänden. In: Weischedel W (Hrsg) (1964) Neue Insel-Ausgabe. Wiesbaden, Bd 5, S 12, 14
47. Mayr E (1984) Die Entwicklung der biologischen Gedankenwelt. Springer-Verlag, Berlin Heidelberg New York, S 80
48. Spek J (1923) Kolloidchemische Gesichtspunkte zur Analyse der Probleme der Zellteilung, Befruchtung und erste Entwicklung. Verhdlg d Deutschen Zoologischen Gesellschaft 28, 14–29
49. Haken H, Haken-Krell M (1989) Entstehung von biologischer Information und Ordnung. Wissensch Buchgesellschaft, Darmstadt, S 25
50. Hartmann M (1953) Allgemeine Biologie, 4. Aufl. Fischer Verlag, Stuttgart, S 32
51. Bernard C (1878–1879) Leçons sur les phénomènes de la vie communs aux animeaux et aux végétaux
52. Eigen M, Winkler R (1973/74) Ludus vitalis. Mannheimer Forum, S 58
53. Prigogine I (1969) Structure, dissipation und life. In: Marois M (ed) Theoretical Physics and Biology. North Holland Publ Comp, Amsterdam London, p 50

Die Begriffe Entropie und Pathogenese beziehen sich auf verschiedene Systemebenen

BERNHARD HASSENSTEIN

Läßt sich das biologisch-medizinische Geschehen der *Pathogenese* durch die Anwendung des Begriffs der *Entropie* theoretisch erhellen? Ich möchte diese Frage mit Hilfe des Begriffs „Schichtenaufbau der Wirklichkeit" (Abschnitt A) und des Begriffspaares „Element und System" (Abschnitt B) behandeln.

Mein Ergebnis wird sein: Auf derjenigen Wirklichkeitsebene, auf der die Begriffe Pathogenese und Tod ihr adäquates Anwendungsgebiet haben, hat der Begriff der Entropie, weil auf einer anderen, weit tieferen Ebene gültig, keine Aussagekraft; er ist dort nicht „niveauadäquat" (siehe Abschnitt B), er „greift" nicht. Wir müssen für die theoretische Interpretation des Prinzips der Pathogenese einen anderen begrifflichen Ausgangspunkt finden, vielleicht einen neuen Begriff bilden.

A.

Zum Schichtenaufbau der Wirklichkeit gibt es zahlreiche Aussagen. Ich nenne drei herausragende Namen: Aristoteles, Goethe und Nicolai Hartmann.

Besonders differenziert ist der gedankliche Entwurf von Goethe: „... jene Tätigkeiten, von der gemeinsten bis zur höchsten, vom Ziegelstein, der dem Dache entstürzt, bis zum leuchtenden Geistesblick, der dir aufgeht und den du mitteilst,

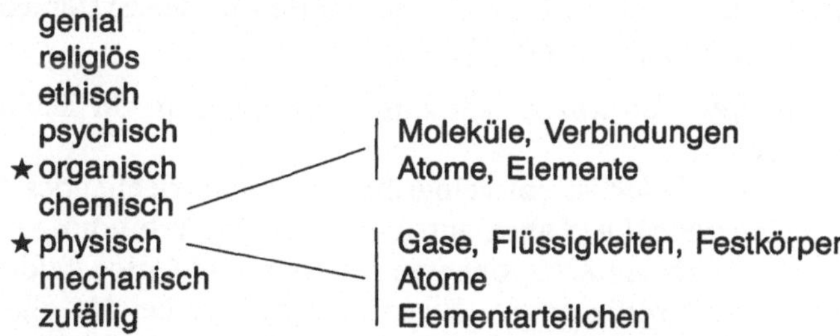

Abb. 1. *Links:* Die von Goethe skizzierten „Tätigkeiten" – so übereinander gezeichnet, daß sie „Seinsschichten" im Sinne einer philosophischen Schichtenlehre andeuten. *Rechts:* Weitere Aufgliederung zweier dieser Schichten, nachdem die Gesetzmäßigkeiten auf den Ebenen der Moleküle, Atome und Elementarteilchen zugänglich geworden sind. – Die beiden Markierungen an der linken Seite kennzeichnen die Ebenen, zu denen die beiden in diesem Beitrag erörterten Begriffe Pathogenese und Entropie gehören.

reihen sie sich aneinander. Wir versuchen es auszusprechen: zufällig mechanisch physisch chemisch organisch psychisch ethisch religiös genial."

Auf Abb. 1 (links) sind diese Begriffe in der von Goethe angedeuteten *vertikalen* Variationsrichtung aufgezeichnet.

Unsere heutigen Kenntnisse legen weitere Differenzierungen nahe. Zwei von diesen sind auf Abb. 1 rechts eingetragen.

- Die Differenzierung der *chemischen* Ebene in die der Atome („Elemente") und die der Moleküle („Verbindungen"); sowie
- die Stratifizierung der *physikalischen* in die unterste der Elementarteilchen („Elemente"), die mittlere der Atome und die höhere der Gase, Flüssigkeiten und Festkörper (Aggregationen und Systeme aus Atomen und/oder Molekülen).

B.

Ich frage nun nach den *Beziehungen* zwischen den übereinanderliegenden Schichten. Eine erste Antwort lautet: Die jeweils niedere Ebene erfaßt gedanklich die Elemente, die in der nächst höheren Schicht in Wechselwirkung miteinander treten, wodurch die für diese höhere Ebene kennzeichnenden „neuen" Eigenschaften sowie in vielen Fällen neue Einheiten („Individuen", Systeme) zustandekommen. Soweit diese Aussage zutrifft, ist jeweils die untere Ebene eine Element-Ebene für die nächsthöhere, die Systemebene. Diese aber kann wiederum die Element-Ebene für die nächste darüberliegende Ebene sein. Die Begriffe Element- und Systemebene gelten also nicht absolut, sondern sie bezeichnen Relationen: Eine Ebene ist Elementebene für die darüberliegende und zugleich Systemebene für die darunter befindliche.

Die Elemente der jeweils tieferen Schicht bilden *durch Wechselwirkungen* Systeme, vielfach neue „Einheiten", die über kürzere oder längere Zeit erhalten bleiben. Die Systeme zeigen Verhaltensweisen und Phänomene – „Systemeigenschaften" –, die den Elementen als isolierten Gegebenheiten nicht zukommen, aber durch deren Zusammenwirken zustandekommen und erklärbar sind. In manchen Fällen lassen sich Elementeigenschaften in der Systemebene nicht wiederfinden.

Ein Beispiel aus der Chemie:

- *Reines Natrium* ist bei Zimmertemperatur ein leichtes, weiches, brennbares Metall;
- *reines Chlor* ist ein gelbgrünes stechend riechendes Gas;
- *Natriumchlorid* aber, entstanden durch Verbindung und Wechselwirkung zwischen beiden Komponenten Natrium und Chlor, bildet durchsichtige Kristalle; es zeigt völlig andere Eigenschaften, die bei Na allein und Cl allein einfach nicht vorliegen, ja nicht einmal anklingen: Am Kochsalz ist nichts Metallisches zu erkennen; und die Farbe, also die Resonanz gegenüber Lichtstrahlen, ist anders als bei Chlorgas.

Die Kombination von Elementen zu Systemen durch Wechselwirkung kann also Erscheinungen hervorbringen, die beim tatsächlichen und gedanklichen Aufstieg von Ebene zu Ebene neu auftreten. „Neu auftreten" heißt nicht, daß dies nicht *erklärbar* wäre oder sein könnte. Die Begriffe, die zur Erfassung der in diesem Sinne neuen Phänomene der jeweils höheren Schicht gebildet werden und gebildet werden *müssen*, finden dann aber auf der *Element*ebene keine Anwendung: Auf beziehungslos existierende Atome wie in Edelgasen oder in idealen Gasen lassen sich Begriffe der höheren Ebene wie Molekül, Kristall etc. nicht anwenden; dort entspricht ihnen (ihrer Bedeutung) nichts.

Um eine *abstrakte* Beschreibung für die Beziehungen zwischen Element- und Systemebene – gleich in welchem Bereich der Hierarchie – zu geben, formuliere ich das Prinzip der *Nicht-Reziprozität der Beziehungen zwischen Element- und Systemebene* und stelle es in Abb. 2 dar: Zwar sind – wenigstens im Idealfall –

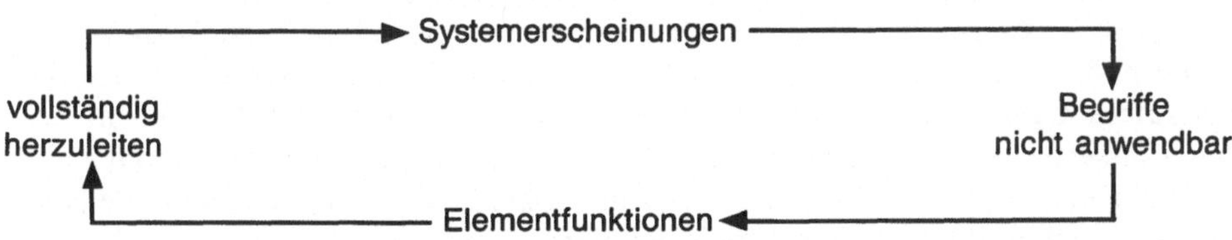

Abb. 2. Graphische Veranschaulichung der Beziehungen zwischen Element- und Systemebene.

die Erscheinungen der *Systemebene* von den Eigenschaften und Wechselwirkungen der *Elemente* lückenlos herzuleiten (Pfeile aufwärts); aber für die adäquaten *Begriffe der Systemebene* fehlen die Voraussetzungen für eine – ihrer Bedeutung gerecht werdende – *Anwendung auf der Elementebene* (Pfeile abwärts).

Für jede Ebene existiert eine eigene, niveauadäquate Terminologie (dies ist eine Ausdrucksweise von Erich von Holst, meinem wissenschaftlichen Lehrer). Ein Beispiel aus der Chemie und Atomphysik: Die für die Ebene von Molekülen niveauadäquaten Begriffe, z.B. kovalente Bindung oder Ionen-Bindung, finden keine Entsprechung auf der tieferen Ebene der Elementarteilchen; wenn sich aus diesen Atomkerne und Atome bilden, werden sie von ganz anderen Kräften beherrscht. Um es pointiert auszudrücken: Der Atomkern läßt sich nicht als *Molekül* aus Protonen, Neutronen und anderen Elementarteilchen verstehen.

C.

Auf welchen Seins- und Geschehensebenen sind nun die Leitbegriffe dieses Symposions *„Entropie"* und *„Pathogenese"* angesiedelt? Die Antwort (siehe Abb. 1) lautet: nicht auf derselben, sondern auf verschiedenen Ebenen.

- Der Begriff der *Entropie* (wie Energie, Temperatur, Gewicht) ist „niveauadäquat" angesiedelt auf Goethes Ebene der Physik;
- der Begriff der *Pathogenese* beschreibt Phänomene auf Goethes „organischer", also der biologischen Ebene.

Sofern diese Ebenen-Zugehörigkeit der Begriffe Entropie und Pathogenese den Tatsachen entspricht, wäre zu folgern, daß zwar Einflüsse von Entropie-Änderungen im Rahmen von Vorgängen der Pathogenese eine Rolle spielen könnten, der Begriff der Pathogenese aber nicht auf den der (zunehmenden) Entropie *reduzierbar ist.*

D.

Anstatt dies *begrifflich* abzuhandeln, erörtere ich es anhand einer *Modellvorstellung* und wähle dazu die Zeichnung von B. Verbeek, die zum graphischen Symbol für das Symposion „Entropie und Pathogenese" gewählt wurde (Abb. 3): Ein wasserstromgetriebenes Mühlrad ist nicht fest in einem Achslager montiert, sondern lagert mit 2 Rädern, die auf seine Achse aufgeschoben sind, auf den Begrenzungsmauern des von rechts oben nach links unten gerichteten Wasserstroms. Die Schaufeln ragen unten in das fließende Wasser. Wenn das Rad dadurch in Drehung versetzt wird (siehe den kleinen Pfeil am rechten Außenrand!), so rollt es wie auf Schienen gegen das Gefälle nach rechts *oben*. Dadurch wird potentielle Energie gewonnen und gespeichert, die – letztlich – dem *Abwärts*strom des Wassers entstammt. Diese Modellvorstellung veranschaulicht die Aussage: Aufwärtsbewegung durch Abwärtsstrom ist möglich.

Dies ist ein sehr einfaches mechanisches Beispiel. Entsprechendes spielt sich im elektrisch betriebenen Kühlschrank ab; und auch im Stoffwechsel der Organismen wird aus dem Abbau und der Verbrennung von energiehaltigen Stoffen (Nährstoffen) ein Anteil von Energie gewonnen, der zum Aufbau anderer energiehaltiger Körpersubstanzen verwendet und dadurch gespeichert wird. Diese Möglichkeit widerspricht keinem der Hauptsätze der Physik, also auch nicht dem

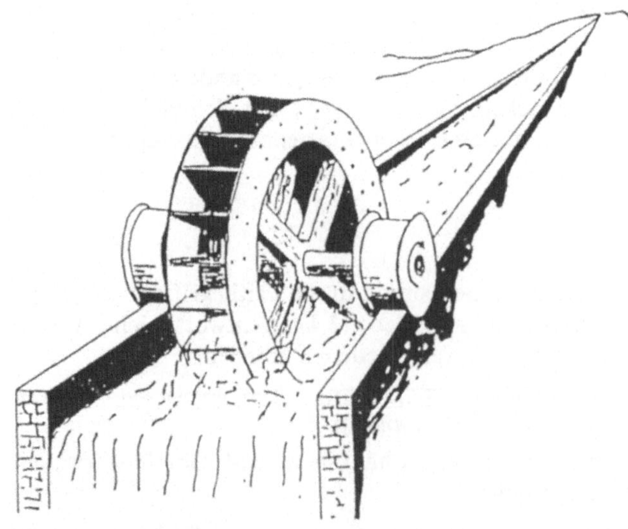

Abb. 3. B. Verbeeks gegen die Strömung bergauf rollendes Schaufelrad. Erklärung siehe Text (aus Verbeek 1990).

„Zweiten Hauptsatz", der vom *Ausgleich* von Potentialunterschieden in abgeschlossenen Systemen handelt.

Das Gemeinsame am Verbeekschen Schaufelrad, am elektrisch betriebenen Kühlschrank und am Energie- und Baustoffwechsel der Organismen ist dies: Durch bestimmte „konservative" Strukturen wird das im Ganzen zum *Ausgleich* von Potentialunterschieden tendierende physikalische Geschehen so gelenkt, daß aus dem Substanz- oder Energiestrom ein Teil der Energie „abgezweigt", „gewonnen" und gespeichert wird; in demjenigen *Teil*bereich des Geschehens, in dem dies geschieht, *nimmt* daher die Entropie *ab*: Es erfolgt „Entropie-Ausfuhr". (Im *Gesamt*geschehen nimmt die Entropie natürlich zu). Die als Beispiele herangezogenen Systeme haben zwei einander zugehörige dynamische Eigenschaften: Sie laufen (als Teilsysteme) dem *allgemeinen* Strom der Entropie*zunahme entgegen*; und sie zehren dabei von diesem allgemeinen Strom und gewinnen aus ihm ihre zur „Gegen-Entwicklung" nötige Energie. (Hierzu noch ein weiteres, in diesem Zusammenhang von Verbeek angeführtes Beispiel: Durch Verwendung der Energie des Windes kreuzen Segelschiffe *gegen* die Richtung des Windes.)

Durch diese Erörterung sollte deutlich werden, in welcher Hinsicht Verbeeks Schaufelrad das Modell einer für den Lebensprozeß konstitutiven Eigenschaft darstellt: Der auf Abb. 3 dargestellte *mechanische* Aufbau ist das Modell-Äquivalent für die zellulären und biochemischen Substanz- und Strukturvoraussetzungen, die dort den „Entropie-Export" möglich machen. *Pathogenese* ist dann – zumindest zum Teil – gleichbedeutend mit einer Schädigung dieser Strukturen. Sofern dies zutrifft, ließe sich Verbeeks Gedankenexperiment folgendermaßen „in Richtung Pathogenese" fortsetzen:

Das Schaufelrad würde nach und nach seine entscheidende Modell-Eigenschaft verlieren, wenn seine Platten – z. B. durch Korrosion – ihre Festigkeit verlören, biegsam würden, teilweise abbrächen oder Löcher bekämen; bei einer Häufung dieser Mängel würde dann schließlich das Schaufelrad mit der Stromrichtung abwärts rollen. Ich stelle nun die Frage: Wäre diese Beeinträchtigung des Verbeekschen Schaufelrades durch Strukturveränderungen ein Modell für Pathogenese? Ein, wenn man es mathematisch formulierte, notwendiges? Oder ein hinreichendes? Oder kein hinreichendes? Ich versuche keine Antwort, sondern formuliere folgenden Schlußgedanken:

Falls das Verbeeksche Schaufelrad eine notwendige Einzelbedingung des Lebens *hinreichend* wiedergäbe, dann könnte sich ein physikalisch oder mathematisch formalisierter Begriff, der den *Grad der Funktionsfähigkeit* eines solchen Systems quantitativ angibt, womöglich als die von Wilhelm Doerr gesuchte *begriffliche Basis* für eine Theoretische Pathologie eignen. Der Begriff der *Entropie* dagegen enthält, wie man ihn auch formuliert, nach meiner derzeitigen Einsicht keinen Ansatzpunkt, keine „Valenz", um gerade diese gesuchte Eigenschaft quantitativ auszudrücken. Er steht in Goethes Sphären-Hierarchie zu tief. Die hiermit angeregte Suche nach einem neuen Begriff wäre, meine ich, des Schweißes der Edlen wert.

Literatur

Goethe JW von Weimarer Ausgabe, Naturwiss Schriften, Band 5, S 403

Hartmann N (1950) Philosophie der Natur. Berlin

Hassenstein B (1984) Entropie und ihre Rolle in der Biologie. In: Lexikon der Biologie, Bd III. Herder Verlag, Freiburg, S 138–141

Holst E von (1969) Komplexe Verhaltensfolgen; das Postulat niveauadäquater Terminologie. In: Gesammelte Abhandlungen, Bd 1. Piper Verlag, München, S 228

Verbeek B (1990) Die Anthropologie der Umweltzerstörung. Wissenschaftliche Buchgesellschaft, Darmstadt

Der Mißbrauch der Entropie

Ernst Peter Fischer

In dem amerikanischen Magazin „New Yorker“ konnte man einmal einen Cartoon betrachten [1], der einige offenbar erfolgreiche Menschen im üblichen Gespräch miteinander auf einer Cocktail-Party zeigte (Abb. 1). Im Vordergrund wendet sich ein gut gekleideter Herr einer ihn etwas dümmlich anhimmelnden und nerzbehängten Dame mit einem Gesichtsausdruck zu, der andeutet, daß er etwas besonders Gewichtiges zu erklären habe. Während er spricht, bezieht er sich auf

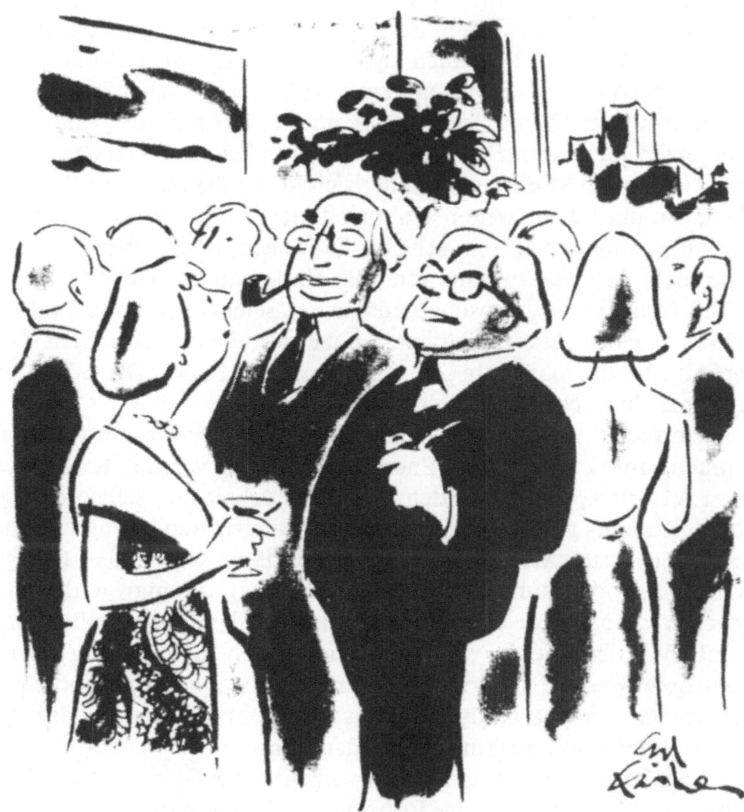

Abb. 1. „In my opinion, Mrs. Wendell – and I believe Dr. Steinmuth will concur – if you can live with entropy you can live with anything.“ (New Yorker Magazine, New York, USA)

den selbstzufrieden grinsenden Pfeifenraucher, der neben ihm steht. Der Partygast sagt: „Meiner Meinung nach, Mrs. Wendell – und ich glaube, Dr. Steinmuth wird mir da zustimmen –, können Sie mit allem leben, wenn Sie mit der Entropie leben können."

Wenn der Satz umgekehrt gelten würde, wenn wir alle möglichen Probleme hätten, wenn wir mit der Entropie nicht zurechtkämen, dann sähe es schlecht mit unserer Gesellschaft aus. Denn in diesem Beitrag soll gezeigt werden, daß wir mit der Entropie gerade nicht umgehen können, zumindest nicht mit dem gleichnamigen Konzept, das die Physiker im 19. Jahrhundert ersonnen und interpretiert und inzwischen verfeinert und präzisiert haben.

Entropie ist seltsam populär, und offenbar erlaubt es dieser Ausdruck, auf Parties zu gefallen und seine jeweiligen Gesprächspartner zu beeindrucken. Das Wort klingt nicht nur bedeutend und gewichtig genug, um imponierend zu wirken, man kann zudem sicher sein, daß niemand versteht, worum es geht – jedenfalls nicht, so lange man sicher ist, daß kein ernsthafter Student der Thermodynamik anwesend ist, und die Wahrscheinlichkeit dafür ist ziemlich gering, wenn man mit den Oberen Zehntausend ein Glas Champagner nippt.

Die „Entropie" gehört zu den erfolgreichen physikalischen Begriffen, die den strengen wissenschaftlichen Rahmen, in dem sie entstanden sind, längst verlassen konnten und damit begonnen haben, ein eigentümliches und alltägliches Eigenleben zu entwickeln, wie neben dem erwähnten Witzchen ein Buchtitel wie „Entropie und Kunst" [2] oder ein Aufsatz mit der Überschrift „Entropie, Leben und Gesundheit" [3] zeigen. Die Entropie deckt offenbar ein riesiges Spektrum ab. Doch wird leider viel Mißbrauch mit der sich hinter ihr verbergenden Konzeption getrieben, die über den Zweiten Hauptsatz der Thermodynamik mit Unordnung und Verfall verbunden zu sein scheint. Die Entropie und der Zweite Hauptsatz scheinen nicht weit weg zu sein, wenn das Ende nah ist, wie etwa ein Cartoon aus dem amerikanischen Wissenschaftsmagazin „Science" illustriert [4] (Abb. 2), bei dem ein Arzt einem älteren Patienten dazu gratuliert, daß er den Zweiten Hauptsatz erfüllt und die maximale „entrophy" erreicht habe. (Das Wort „entrophy" gibt es im amerikanischen Englisch nicht.).

„Entropie" ist nicht das einzige Wort der Wissenschaft, das in der Umgangssprache angekommen ist. „Energie" ist ein nah verwandtes zweites Beispiel für einen Ausdruck, der sich in den Alltag geflüchtet und selbständig gemacht und dabei fast nichts mehr mit seiner ursprünglichen Bedeutung zu tun hat. Wenn man dem berühmten Mann auf der Straße erklären würde, daß Energie eine abstrakte Größe ist (oder zumindest ursprünglich war), die man weder anfassen noch verpacken kann, würde er sich wundern, vor allem, weil er dauernd dafür bezahlen muß. Mit der Energie wird quantitativ noch mehr Unfug getrieben als mit der Entropie, aber die ideologische Komponente überwiegt deutlich, wenn der Zweite Hauptsatz der Thermodynamik ins Spiel gebracht und der dazugehörende Zerfall oder Untergang angekündigt werden kann.

Angefangen hat dies bereits kurz nach seiner Formulierung durch Rudolf Clausius, als das Gesetz von der Entropiezunahme eine Art apokalyptische Vision der Entartung eröffnete, weil nun die verborgene Ursache des doch offensichtlichen Verfalls alles Körperlichen und Geistigen erkannt worden war. Aus der nüchternen Fassung der Physik produzierte man ein kosmisches Memento mori und erwartete

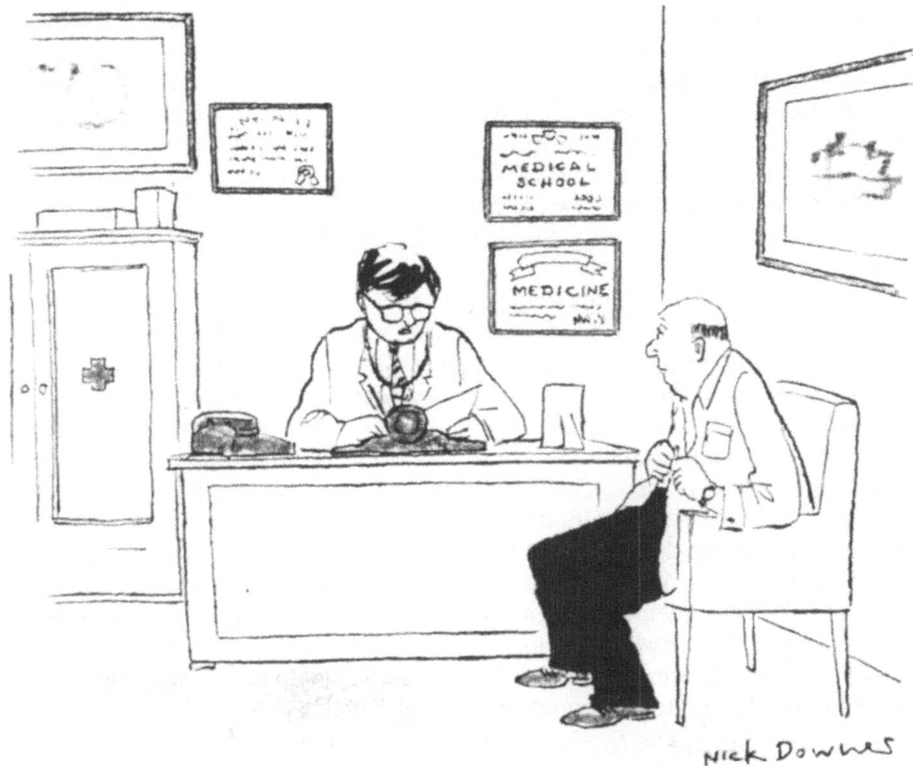

Abb. 2. „Congratulations, Mr. Murtaugh, you're reached maximum entropy." (Science 251 1991, S. 179)

den „Wärmetod" der Welt, der doch bestenfalls ein „Kältetod" sein konnte [5].

Die Temperatur der Geschichte

Die Sicht vom Verfall der Welt und Werte machte nicht an der Jahrhundertwende Halt. Der amerikanische Historiker Henry Adams z. B. hat 1910 den Zweiten Hauptsatz der Thermodynamik ausdrücklich zur Grundlage des Verlaufs der Geschichte gemacht [6]. Er faßte seinen Inhalt durch die Formulierung zusammen, damit sei bewiesen, „daß der Schutthaufen der Geschichte ständig größer wird". Die Sonne – so schien es ihm – wurde immer kleiner, die Erde kühlte sich ständig ab, und kein Tag verging, an dem man in den Zeitungen nicht davon lesen konnte, daß die Geburtenziffern fallen, die Landbevölkerung schwindet, die Armee an Disziplin verliert, Schwachsinn und Schwindsucht zunehmen, Trunksucht um sich greift, und so weiter, und so weiter. Als Beweis für den dekadenten Trend der Geschichte zog Adams neben vielen Beispielen aus der wissenschaftlichen Literatur auch die volkstümliche Presse mit heran.

Der gewichtigste Historiker, der nach Adams vom Zweiten Hauptsatz Gebrauch macht, um die große Katastrophe der Menschheit vorherzusagen, ist Oswald

Spengler, der in seinem 1918 erschienenen Buch „Der Untergang des Abendlandes“ betont, daß „in den Kreis der verschiedenen Symbole des Niedergangs vor allem die Entropie gehört“ ([7], S. 542). Er gräbt anschließend mit deutscher Gründlichkeit tief den Boden der Physik um und teilt uns mit mächtigen Worten mit, was die Lehre von der Entropie letztlich verkündet, nämlich den Abschluß der Geschichte, das Ende der Welt ([7], S. 547): „Das Weltende als Vollendung einer innerlich notwendigen Entwicklung – das ist die Götterdämmerung; das bedeutet also, als letzte, als irreligiöse Fassung des Mythos, die Lehre von der Entropie.“

Während der Zweite Hauptsatz Spengler und seiner deutschen Lust am Untergang noch ins Konzept paßte, konnte es damals für einen Anhänger der russischen Revolution nichts wichtigeres geben, als die Gegenkraft zu finden, die den Zweiten Hauptsatz daran hindert, seine verheerende Wirkung auszuüben. Sie wird bald auch gefunden. Der später vom orthodoxen Lager abweichende Schriftsteller Jewgeni Samjatin stellt 1923 dem Gesetz der Entropie ein Gesetz der Revolution gegenüber [8]. Dieses Gesetz wird als „rot, feurig, tödlich“ charakterisiert, aber man ist für die Revolution, denn „dieser Tod bedeutet die Geburt von neuem Leben“. Das Gesetz der Entropie hingegen ist zwar „kalt, blau wie Eis“, aber „nicht mehr tödlich, sondern angenehm“. Trotzdem ist es furchtbar, denn „die Sonne verfällt zu einem Planeten, der sich für Autobahnen, Kaufhäuser, als Schuttmaterial, für Prostituierte und Gefängnisse eignet. [...]. Wenn der Planet wieder in jugendlichem Feuer aufstrahlen soll, muß man ihn entzünden, muß man ihn von der glatten Bahn der Evolution fortschleudern.“

Probleme mit der Entropie

Dieser Mißbrauch der alten Tage setzt sich heute fort, und die Physiker sind nicht ganz unschuldig daran. Das öffentliche Unvermögen, richtig mit der Entropie umzugehen, wird leichter verständlich, wenn man sich klarmacht, daß selbst große Geister große Schwierigkeiten mit ihr haben, obwohl die Entropie fest in den Grundlagen der exakten Naturwissenschaften verankert ist. Bevor ich Ihnen – ohne selbst behaupten zu wollen, ein Experte für Entropie zu sein – jüngere Beispiele für modischen Mißbrauch vorstelle, die mit der Entropie und dem Zweiten Hauptsatz getrieben werden, möchte ich Ihnen zeigen, wie selbst ein Genie an den Tücken dieser Schöpfung seiner Zunft scheitern kann, wenn er damit allzu leicht verständlich umgehen will.

Gemeint ist der Wiener Physiker Erwin Schrödinger, dem wir – unter anderem – die Wellenmechanik und die nach ihm benannte Katze verdanken. Schrödinger hat am Ende des Zweiten Weltkriegs in Dublin einige populäre Vorlesungen gehalten, um die Frage „Was ist Leben?“ [9] vom Standpunkt des Physikers aus zu erörtern. Als Schrödinger versuchte, die lebende Zelle mit dem Auge des physikalischen Gesetzes zu überwachen, kam ihm die Entropie in den Sinn, und er schlug in seiner Schrift vor, daß ein wesentlicher Aspekt der lebenden Materie darin bestehe, sich aus „negativer Entropie“ zu ernähren. Wir wollen diese Antwort auf sich beruhen lassen und mehr Aufmerksamkeit der Erläuterung geben, mit der

Schrödinger die Entropie und den Zweiten Hauptsatz der Thermodynamik vorstellt. Er schreibt ([9], S. 125): „Jeder Vorgang, jedes Ereignis, jedes Geschehen – man kann es nennen, wie man will –, kurz alles, was in der Natur vor sich geht, bedeutet eine Vergrößerung der Entropie jenes Teils der Welt, in dem es vor sich geht."

Dieser Satz ist zwar leicht verständlich, aber er bleibt trotzdem unverzeihlich. Als Liebhaber der Berge und begeisterter Wanderer mußte Schrödinger wissen, daß er falsch ist. Spontane Ordnungsphänomene sind in der Natur an der Tagesordnung, und jeder Teich, der im Winter spontan gefriert und damit seine Ordnung erhöht und seine Entropie erniedrigt, ist ein Gegenbeispiel für seine allzu saloppe Darstellung der Entropie.

Das Gesetz vom Niedergang

Der bei Schrödinger gefundene und damit quasi sanktionierte Fehler wird nun immer wieder gemacht, und da die meisten Partyexperten bei Entropie immer auch zugleich an Unordnung oder Chaos denken, sind sie heute wieder wie vor 100 Jahren schnell bei der Hand, den Zweiten Hauptsatz der Thermodynamik in ein Gesetz vom Untergang der Welt zu verwandeln. Jüngstes Beispiel ist ein Buch mit dem Titel „Das Grundgesetz vom Niedergang" [10], in dem sein Autor Christian Schütze schreibt (und die Ähnlichkeit zu Schrödingers Oberflächlichkeit ist nicht zu übersehen): „In der Realität der Natur gibt es nur irreversible Prozesse, die mit Entropievermehrung verbunden sind." Er doziert dann weiter: „Energie zerfällt zu Entropie, Gefälle werden ausgeglichen, Niveaus kommen einander näher, aus Konzentration wird Zerstreuung, aus Nutzbarem Unnützes, aus Ordnung Chaos."

Während Schrödinger nur verstehen wollte, wie sich das Leben und seine Ordnung mit dem Zweiten Hauptsatz und seiner Unordnung verträgt, geht es Schütze um wesentlich größere Ziele, nämlich um die Zukunft der Menschheit. Die erwähnten unausweichlichen Gesetze werden von den Ökonomen nämlich mißachtet, wie zu lesen ist. Sie hängen dem alten Kinderglauben von den Kreisläufen in der Natur an und betrachten den Wirtschaftsprozeß als eine Art Perpetuum mobile.

Das Buch legt nun dar, daß gerade hochtechnisch gerüstete Gesellschaften dem Entropiegesetz nicht entgehen, daß sie vielmehr unausweichlich am Problem der endlichen Ressourcen scheitern müssen. Schütze verwirft die Idee, daß man mit Anstrengungen und Eingriffen den Ruin verhindern könnte – im Untertitel seines Buches behauptete er sogar das Gegenteil, nämlich „Arbeit ruiniert die Welt" –, und er faßt seine Ansichten so zusammen: „Das Verständnis des Entropieprinzips und seine Anwendung auf wirtschaftliches Handeln rauben uns den unschuldigen Glauben, daß immer mehr Wohlstand entstehen könne, sofern man nur die richtige Wirtschaftspolitik habe."

Recycling und energieschonende Biotechniken helfen uns nicht mehr, so wird verkündet, denn „die lebendige Natur ist das einzige Bollwerk gegen die Entropievermehrung", wie es in dem Buch zuletzt heißt.

Schütze präsentiert dabei in flotter Formulierung die Thesen des rumänischen Ökonomen Nicholas Georgescu-Roegen, der die Entropie grundsätzlich zur Grundlage des wirtschaftlichen Denkens machen möchte und das Entropiegesetz in seinem Hauptwerk „The Entropy Law and the Economic Process“ von 1971 [11] als das ökonomischste aller Naturgesetze bezeichnet hat. Der heute in den USA lehrende Georgescu-Roegen gewinnt zunehmend Einfluß auf Gruppen, die sich wissenschaftsfeindlich gebärden [12]. In seiner Hauptthese, auf die wir weiter unten zurückkommen werden, prophezeit er keinen Wärmetod der Welt mehr, wie man dies noch vor 100 Jahren gemacht hat. Jetzt ersticken wir viel einfacher, nämlich im Dreck [11]: „Sogar wenn wir nur den physikalischen Aspekt des Wirtschaftsprozesses in Betracht ziehen, ist dieser Prozeß nicht kreisförmig, sondern er verläuft in einer Richtung. Betrachtet man ausschließlich diesen Aspekt, besteht der Wirtschaftsprozeß aus einer andauernden Transformation von weniger in mehr Entropie, das heißt, unwiderruflich in Abfall oder mit einem aktuellen Ausdruck, in Verschmutzung.“

Da verwechselt einer eine schwierige abstrakte Größe mit simplen konkreten Dingen, er plappert damit einen fundamentalen Satz der Physik nach, ohne seine Voraussetzungen zu beachten, und das Publikum applaudiert, als ob ein neuer Stern am Himmel der Wissenschaft aufgegangen sei, nur weil dabei eine Katastrophe vorhergesagt wird. Offenbar wird die Lust am Untergang größer, wenn man sie wissenschaftlich verpackt und als unausweichliches Gesetz formuliert.

Entropie-Ignoranz

Die Idee der Entropie fasziniert aber nicht nur die Katastrophen-Ideologen unserer Tage, sie fasziniert auch den konservativen Bernd Guggenberger, der uns in der Frankfurter Allgemeinen Zeitung [13] erklärt, „das Entropiegesetz zerstört die Vorstellung von Geschichte als einem linearen eindeutigen Fortschrittsgeschehen. Es zerstört die Vorstellung, daß es den Menschen gelinge, durch Wissenschaft und Technologie eine ‚geordnete Welt‘ zu schaffen.“ Der Zweite Hauptsatz ist auch für ihn das Gesetz vom „unaufhaltsamen Niedergang“, und er stößt einen langen Seufzer aus: „Würden wir doch endlich unsere fatale Entropie-Ignoranz ablegen und den kurzatmigen Annehmlichkeiten auch den ihnen unvermeidlich zugehörigen Beschwernisbeseitigungsaufwand zurechnen, dann würden in aller Regel auch Freude und Lustgewinn so gründlich getrübt, daß diese Frustationserfahrung ganz fraglos auch den Verzicht zum kleineren Übel adeln könnte.“

Was sich hinter diesen großen Tönen verbirgt, ist die scheinbar unausweichliche Einsicht, daß Recycling als Griff nach der Entropiebremse eben nicht funktioniert, denn der Aufwand zur Wiedergewinnung erzeugt mehr Entropie, als im wiederaufzuarbeitenden Abfallprodukt selbst enthalten ist.

Was Guggenberger übersieht und was all die vielen Autoren, die ähnlich argumentieren, nicht beachten, ist der Unterschied zwischen geschlossenen und offenen Systemen einerseits und die Tatsache der Evolution andererseits. Fällt ihnen denn nicht auf, daß sich Leben auf dieser Erde zu immer größerer Komplexität entwickelt hat, obwohl die ganze Zeit der Zweite Hauptsatz der Thermodynamik und mit ihm die Entropie gewirkt hat. Die Idee, unsere „Entropie-Ignoranz" aufzugeben, ist zwar richtig, aber anders, als Guggenberger meint, der uns abschließend seine Entdeckung des „entropischen Horizontes unvermeidlicher Endlichkeit" bekannt gibt, um dem Tonfall Spenglers Konkurrenz zu machen.

Entropie und Evolution

Es ist natürlich keine triviale Aufgabe, eine Verbindung zwischen den beiden etwa zur gleichen Zeit wissenschaftliche Bedeutung gewinnenden Konzepten Evolution und Entropie herzustellen. Dabei kann vor allem derjenige scheitern, der sich zuviel vornimmt. Bei seinem Versuch zu erklären, warum der Mensch die Umwelt zerstört, greift z. B. der Biologe Bernhard Verbeek auf die Entropie zurück [14], gegen deren „tödlichen Strom" das Leben anzukämpfen hat, wie er in Anlehnung an Schrödinger schreibt, der daraus den Schluß gezogen hat, daß das Leben die Entropie an die Umwelt weitergibt. Verbeek faßt dabei den Zweiten Hauptsatz in die Formulierung, daß „die physikalische Welt auf *Entropiezunahme* programmiert" ist, ohne zu merken, daß er damit den Kosmos zu einer Maschine reduziert. Entropiezunahme allein bedeutet noch keine Zerstörung der Umwelt, die erst durch solche Hervorbringungen der Evolution in Gang gesetzt wird, wie es die Menschen sind. Auf der Suche nach den dafür verantwortlichen Faktoren trifft Verbeek auf „eine paradoxe Trias" aus „Zufall, Entropie und Egoismus", die er als Hauptkräfte der Evolution bezeichnet, um sich anschließend zu wundern, daß ausgerechnet diese drei Faktoren des Auftriebs „Ordnung, Information und Liebe" hervorbringen.

Verbeek will verständlich machen, warum die naturwidrige Gattung Mensch heute zur dominierenden Art des Planeten geworden ist, der anscheinend seine Lebensgrundlage vergiftet, und er will dazu die ganze Palette der Wissenschaft vom blinden Zufall bis zum gezielten Egoismus benutzen. Zu diesem Zweck bürdet er auch der Entropie eine schwere Last auf. Sie bricht bei Verbeek zwar nicht erkennbar zusammen, aber den Weg zur Erklärung legt sie schon allein deshalb nicht zurück, weil er viel zu steil angelegt worden ist.

Die verblüffende Idee, in der Entropie den Mechanismus der Evolution zu sehen, die doch eher so wie ihr Gegenteil aussieht, kann auch vollständig Schiffbruch erleiden. Am deutlichsten zutage tritt dies in dem 1986 erschienenen Buch „Entropie as Evolution" („Entropie als Evolution") von Daniel Brooks und E. O. Wiley [15]. Obwohl sich alles gegen diese Gleichsetzung sträubt – nicht nur wegen der Vorstellung, daß Evolution im Gegensatz zur Entropie auf eine Zunahme von Komplexität und Ordnung hinausläuft, sondern auch aufgrund der Tatsache, daß die Evolution ein Prozeß und die Entropie als Maß damit nicht vergleichbar ist –, lohnt eine kurze Beschäftigung mit diesem Buch, weil hier einige der üblichen Fehler besonders auffällig sind.

Die Idee der Autoren, Evolution mit Entropie zu verbinden, basiert allein darauf, daß in beiden Fällen irreversible Vorgänge eine Rolle spielen und gerichtete Entwicklungen zutage treten. Sie geben sich dabei allerdings nicht weiter die Mühe, die mikroskopische und die makroskopische Betrachtung auseinanderzuhalten und vermuten immer noch, daß Irreversibilität ausschließlich das Ergebnis unserer Unkenntnis oder der statistischen Betrachtungsweise sei.

Noch weiter an ihrem Ziel vorbei geht die Argumentation, wenn geschlossene und isolierte Systeme nicht auseinandergehalten werden. Und die dabei gemachten Fehler werden mit hübschen Fehlbildungen gewürzt, wenn z. B. von der „Entropie einer Population“ oder der „Entropie ihres Zusammenhalts“ gesprochen wird. Abgesehen davon, daß wir leider nicht erfahren, wie die dann auch existierende Temperatur dieser Population aussieht, scheinen die Autoren folgendes Bild im Sinn zu haben: Wenn sich die Mitglieder einer Population mit denen einer anderen kreuzen, wird wohl der Zusammenhalt geringer, und die Entropie der Population steigt an. (Man kann das so sehen, aber man kann natürlich nicht die Physik dafür verantwortlich machen.)

Entropie à la Rifkin

So seltsam diese Fehler sind, so folgenlos bleiben sie im Grunde, richten sich die Autoren doch vornehmlich an ein gebildetes Publikum, das nicht alles sprachlos schluckt. Anders sieht die Sache allerdings aus, wenn ein Ideologe der gesamten Gesellschaft zu Leibe rücken und von der Unzuverlässigkeit der Wissenschaft überzeugen will. Gemeint ist der amerikanische Anti-Science-Aktivist Jeremy Rifkin, der 1980 ein Buch mit dem Titel „Entropy – A New World View“ („Entropie – Eine neue Weltsicht“) publizierte, das seit 1989 in zweiter Auflage vorliegt und nun den Treibhauseffekt im Titel führt: „Entropy – Into the Greenhouse World“ [16]. In einer aufgeklärten Welt hätte man diesen Band entweder nie publiziert oder ausgelacht und vergessen. Das Buch wurde aber zu einem Bestseller, der nicht nur immer wieder zitiert wird, sondern auch in viele Sprachen übersetzt worden ist. Vermutlich haben viel mehr Leute von Rifkin etwas über Entropie erfahren als aus einem ernsthaften Lehrbuch. Entropie ist für die Öffentlichkeit das, was jemand wie Rifkin daraus macht, und er kreiert eine Pseudowissenschaft, die für das Publikum viel schwieriger zu durchschauen ist als die Horoskope der Astrologen und die Rezepte der Wunderärzte. Der Trick besteht nämlich darin, daß Rifkin die etablierte Wissenschaft nicht einfach angreift, er tut dies vielmehr mit ihren eigenen Waffen, indem er ihre Ideen auf zwar suggestive aber zugleich fahrlässige Weise benutzt. Durchschauen kann dies nur ein Fachmann wie z. B. der Physiker Tony Rothman, der in einem Essay auf Rifkins Taktik hingewiesen hat [17].

Rifkin macht zunächst den anti-wissenschaftlichen Ton seines Buches klar: „Während die Wissenschaftler seltsamerweise über die passenden Bedeutungen [des Ersten und Zweiten Hauptsatzes] stritten, und zwar länger, als sich irgendjemand erinnern kann, hatten diese Sätze längst Eingang in den Alltag gefunden, und zwar bei jeder Kultur auf dieser Erde. Wie oft haben wir gehört, daß jemand gesagt hat, ‚Du kannst nicht etwas für nichts bekommen‘, oder ‚Du mußt für alles bezahlen‘, oder ‚Es nützt nichts, vergossener Milch nachzuweinen‘. Wenn Du mit diesen Sätzen vertraut bist und sie aus deiner täglichen Erfahrung kennst, dann bist du über den Ersten und Zweiten Hauptsatz der Thermodynamik informiert.“

Die Frage stellt sich natürlich, warum es eine Energiekrise gibt, wenn alle sich so gut damit auskennen, und warum Rifkin immer noch ein ganzes Buch darüber schreiben muß, aber das erste Ziel ist erreicht, nämlich die Wissenschaftler und mit ihnen ihre Wissenschaft sind lächerlich geworden, lächerlich einfach und lächerlich oberflächlich zugleich.

Anschließend erfolgt eine schärfere Attacke gegen die Forschung, indem sich Rifkin lustig macht über eine Analyse des Maxwellschen Dämons, dessen Diskussion er als Beweis für die Starrköpfigkeit der Physiker betrachtet, sich nicht mit der Entropie und ihrem Zuwachs abfinden zu wollen. Rifkin beschreibt einen Beweis dafür, daß es einen solchen Dämon nicht geben kann, und faßt scheinbar souverän zusammen, daß diese ganze Übung nur zeige, „wir bekommen nicht etwas aus nichts, noch nicht einmal eine Beobachtung" („We cannot get anything for nothing, not even an observation").

So richtig dies ist, so wichtig ist der Hinweis, daß Rifkin die Arbeit und die Worte anderer Wissenschaftler benutzt, um zu beweisen, daß Wissenschaftler nichts taugen. Da er seine Quellen nicht preisgibt, gewinnt die rasch lesende Öffentlichkeit den Eindruck, hier sei ein origineller Kopf dabei, ernste Schwächen der traditionellen Wissenschaft zu entlarven. Nun ist allerdings jedermann klar, daß es ohne Forschung nicht geht. Indem Rifkin die alte demoliert hat, kann er seine Alternative anpreisen, und folgerichtig wird im nächsten Kapitel eine neue Wissenschaft präsentiert, und zwar die Lehre des bereits zitierten Georgescu-Roegen. Der Ökonom hat einen weiteren – den vierten – Hauptsatz der Thermodynamik formuliert, der den Zweiten Hauptsatz kopiert und auf Materie anwendet. In Rifkins Worten klingt er sehr überzeugend: „Jeder Farmer versteht, daß es selbst mit Recycling und dauerndem Sonnenschein ausgeschlossen ist, dieselbe Menge Gras Jahr um Jahr an derselben Stelle bis in alle Ewigkeit wachsen zu lassen. Jede Garbe Gras von heute bedeutet eine Garbe Gras weniger, die in Zukunft an dergleichen Stelle wachsen kann. Die Einsicht in diese Tatsache hat Eingang gefunden in das vierte Gesetz der Thermodynamik, das zuerst von Nicholas Georgescu-Roegen vorgebracht worden ist: ‚In einem geschlossenen System muß die materielle Entropie zuletzt ein Maximum erreichen'."

Abgesehen davon, daß vermutlich die Produktion eines schlechten Buches mehr junge Bäume verschlingt als schlechte Landwirtschaft, muß man an dieser Stelle folgendes festhalten: Wenn der Abfall – wie man statt des Euphemismus „materielle Entropie" auch sagen kann – in einem geschlossenen System sein Maximum erreichen muß, dann könnte die gesamte Entropie (einschließlich der materiellen) noch zunehmen, während ihr gewöhnlicher thermodynamischer Anteil abnehmen könnte. Dann aber wären wir in der Lage, ein Perpetuum mobile zu bauen und mit ihm die Energiekrise zu lösen. Mit anderen Worten: Der neue vierte Hauptsatz paßt mit dem alten Zweiten Hauptsatz überhaupt nicht zusammen!

Rifkin läßt dies kalt. Ihn interessiert nämlich längst die Physik immer weniger, und er wendet sich stattdessen der Biologie und hier der Gentechnik zu: „In ihrem Bemühen, das Gesetz der Entropie zu ignorieren, werden die Experten versuchen, den Rest von uns zu überzeugen, daß wir mit einer erneuerbaren Energiebasis nie ohne Ressourcen sein werden und daß das Wachstum für alle Zeiten weitergehen kann. Auf kurze Sicht gesehen könnten neue genetische Techniken – wie die der rekombinierten DNA – die Materie-Energie stark vergrößern, die durch das System fließt, genauso wie es die erste industrielle Transformation mit den nicht erneuerbaren Energien gemacht hat. Eine zeitlang zumindest könnte es so aussehen, daß wir die festliegenden Grenzen unseres irdischen Ökosystems überwunden haben. Doch dies wird nur von kurzer Dauer sein."

Warum Rifkin nicht auf die Idee kommt, daß die Gen- und Biotechnik den Energiefluß verringern könnte, so wie sie es tut, bleibt unklar, spielt aber auch keine Rolle, weil er bald in andere Bereiche überwechselt, in denen die Wissenschaft ausgesperrt bleibt: „Anhänger der östlichen Religionen ... haben seit langem gelernt, den Durchlauf an Energie zu minimieren. Die Praxis der Meditation zielt darauf ab, die abfallträchtige Aufwendung von Energie zu bremsen. Das Nirvana ... wird erreicht, wenn das Individuum die geringste Energie aufwendet, das sein äußeres physikalisches Überleben benötigt. Die östlichen Religionen weisen schon seit langem darauf hin, daß die unnötige Dissipation von persönlicher Energie nur zur Unordnung und zur Konfusion in der Welt beiträgt."

Es überrascht natürlich nicht, daß Rifkin an zentraler Stelle seines Buches der Gesellschaft empfiehlt, den Zweiten Hauptsatz in Betracht zu ziehen, wenn sie ihre Zukunft plant. Wir leben im Augenblick in einer Welt mit hoher Entropie (viel Abfall, großer Verschmutzung), und müssen es erreichen, eine Welt mit geringer Entropie voller Mäßigung zu schaffen. Er teilt uns dazu folgendes in dem Kapitel „Werte und Institutionen in einer entropischen Gesellschaft" mit: „Das beherrschende Prinzip einer Welt mit geringer Entropie besteht darin, den Energiefluß zu minimieren. Exzessiver materieller Reichtum wird als irreversible Schwächung der Ressourcen der Welt angesehen. In einer Welt mit kleiner Entropie bleibt ‚weniger ist mehr' keine überflüssige Phrase, sondern wird zur höchsten Form der Wahrheit. Eine Welt mit niedriger Entropie legt keinen Wert mehr auf materiellen Konsum. Mäßigung wird zum Modewort. Die menschlichen Bedürfnisse werden erfüllt, aber nicht mehr die schrulligen, eitlen Wünsche, die heute jedes Einkaufszentrum bedient."

Wenn man diese Sentenzen oder das ganze Buch ernsthaft kritisieren wollte, könnte man zum einen darauf hinweisen, daß Rifkin nur sagt, daß die Erde endlich ist und ihre nichterneuerbaren Energiequellen zu Ende gehen. Mit der Entropie hat nur die Tatsache zu tun, daß die Energie nicht erneuerbar ist. Da er dafür nicht nur drei Sätze sondern 300 Seiten braucht, könnte man ihm die Energieverschwendung vorwerfen, die er bei anderen konstatiert. Der entscheidende Punkt aber steckt natürlich darin, daß Rifkins Rat zur Mäßigung im Grundsatz nichts ändert und das scheinbar Unvermeidliche nur verzögert. Selbst wenn alle seine Empfehlungen helfen würden, die Zunahme der Entropie zu verringern, größer würde sie doch. Eine neue Weltsicht – wie versprochen – schafft er nicht. Nicht einmal einen neuen Ausweg aus der Sackgasse mit den alten Fehlern.

Das Problem bei diesen Argumenten wie einigen anderen, die angeführt wurden, besteht natürlich darin, daß die Autoren die Erde immer als ein isoliertes System betrachten, die in Wirklichkeit bestenfalls ein geschlossenes System ist, also ein System, das also keine Materie wohl aber Energie empfängt und abgibt. Seltsamerweise vergessen Rifkin und seine Anhänger unsere Anbindung an die Sonne, obwohl sie sich in anderen Aufsätzen als überzeugte Anhänger der Solarkraft profilieren. Da die Erde nun kein isoliertes System ist, löst sich jedes Argument mit dem Zweiten Hauptsatz nach und nach in Luft auf. In einem geschlossenen System wie der Erde kann man solange mit zunehmender Entropie leben, solange genügend Energie geliefert wird, die die Umgebung erhält. Und wenn wir zuletzt noch Mineralien vom Mond holen, werden wir sogar zu einem offenen System. Dann hat der Zweite Hauptsatz überhaupt keine Bedeutung mehr für unseren Planeten und seinen Fortbestand.

Entropie am Anfang der Welt

Zwei Fragen müßte sich ernsthaft stellen, wer den Mißbrauch der Entropie, wer diese Art Mißbrauch von Wissenschaft verhindern will. Zum einen: Warum glauben die Gegner der Wissenschaft nur an den Teil der Wissenschaft, der ihnen paßt? Rifkin und seine Anhänger glauben fest an die Entropie und das damit formulierte Gesetz, obwohl sie weder die eine noch das andere verstehen. Die Wissenschaft muß für sie eine Bedeutung behalten, obwohl sie sie ablehnen, denn sie benutzen sie ja in ihrer Argumentation.

Zum anderen: Warum findet die physikalische Entropie, die doch eher Unheil und Unordnung verkündet, so viele Anhänger – jedenfalls stellt niemand den Zweiten Hauptsatz in Frage –, während ihr biologisches Gegenstück, die Evolution, auf so viel Skepsis und Ablehnung stößt? Warum vertrauen wir dem Gesetz, das mit Abstieg zu tun hat, und mißtrauen dem Gesetz, das mit Aufstieg zu tun hat?

Ich stelle dies zur Diskussion und schließe meinen Beitrag nicht mit einem Mißbrauch sondern mit einem literarischen Gebrauch der Entropie und einem Autor, der von der Sache etwas versteht. Gemeint ist der kürzlich verstorbene Issac Asimow, der viele hundert Science-fiction-Romane und -Geschichten verfaßt hat. Eine seiner Geschichten dreht sich darum, ob es „Die perfekte Maschine" geben kann, und in diesem Rahmen erzählt er auch von den Umständen, unter denen „Die letzte Frage" auftaucht [18]. Wir befinden uns zunächst in einer Zeit, in der zum ersten Mal mit Hilfe eines Riesenrechners namens Multivac alle kraftverbrauchenden Maschinen auf der Erde direkt an die Sonne angeschlossen sind. Energie gibt es nur, solange die Sonne besteht. Eines Tages sind zwei betrunkene Techniker darüber bestürzt, und sie fragen den Multivac, ob es denn eine Möglichkeit gäbe, die Sonne auf dem Weg, auf dem sie nun läuft, umkehren zu lassen. Sie stellen die letzte Frage, nämlich ob es gelingen kann, die Entropie des Universums erheblich zu verringern. Der Rechner antwortet enttäuschend: „Unzureichende Angaben für eine sinnvolle Antwort."

Jahrhunderte vergehen. Die Welt entwickelt sich, die Menschen vermehren sich, sie besetzen andere Planeten und statten jeden von ihnen mit einem Allround-Computer (AC) aus, der die planetare Wirtschaft lenkt und auftretende Probleme löst, etwa die, die durch die erwähnte materielle Entropie zustande kommen. Multivac ist stark verbessert und zugleich so miniaturisiert worden, daß jedes Weltraumschiff damit ausgerüstet ist. In einem von ihnen stellt eine Mannschaft die alte Frage nach der Möglichkeit, die Entropie zu verringern, und sie erhält die alte Auskunft: „Unzureichende Angaben für eine sinnvolle Antwort."

Jahrmillionen später haben sich die Menschen in der gesamten Milchstraße niedergelassen. Sie sind inzwischen unsterblich geworden und denken daran, andere Galaxien zu besiedeln. Es gibt nun einen Galaktischen AC für alle, und jeder Mensch kann ihn mit Hilfe seines AC-Kontaktes erreichen. Einer von ihnen stellt erneut unsere alte Frage nach der Verminderung der Entropie, und er erhält dieselbe Antwort. Auch der Galaktische Allround-Computer kann nicht sagen, ob und wie die Entropie zu reduzieren ist.

Wieder Hunderte von Millionen Jahren später haben sich die Menschen über alle Galaxien verbreitet. Sie besitzen inzwischen keine physikalischen Körper mehr und bestehen nur noch aus strahlender Energie. Der Galaktische AC wurde durch einen Universal-AC ersetzt, der partiell in einem vieldimensionalen Hyperraum existiert. Sein Einfluß verbreitet sich überall, er nimmt die persönlichen Energien aller Menschen auf und beantwortet alle Fragen – bis auf die eine, die letzte Frage. Wie die Entropie abnehmen kann, weiß auch der Universal-AC nicht.

Weitere Milliarden von Jahren vergehen. Die Menschheit ist eine einzige Persönlichkeit geworden, ein Zusammenschluß von Milliarden von Billionen von Menschen, von denen alle sich in sich selbst fühlen. Die Menschenfusion erfüllt den Raum vollständig. Aus dem Universal-AC ist dabei der Kosmische Allround-Computer geworden, der gänzlich im Hyperraum verstaut ist, aber so, daß er den Raum selbst an jedem Punkt berührt. Angesichts der sterbenden Sterne fragt der kosmische Mensch den Kosmischen AC, ob die Entropie verringert werden kann. Aber die Auskunft bleibt auch jetzt unverändert: „Unzureichende Angaben für eine sinnvolle Antwort."

Irgendwann haben dann Materie und Energie aufgehört zu bestehen, und auch Raum und Zeit sind verschwunden. Es gibt nur noch den Allround-Computer, und zwar deshalb, weil er die letzte Frage der beiden betrunkenen Techniker am Anfang unserer Geschichte noch nicht beantwortet hat. Alle erforderlichen Daten hat er inzwischen aber gesammelt und einzig ein zeitloser Moment fehlt, um sie abzustimmen. Dieser Augenblick ist nun da, und der Computer erkennt plötzlich, wie der Fluß der Entropie umgekehrt werden könnte. Er will seine Antwort gerade geben, als er bemerkt, daß es keine Menschen mehr gibt, denen er seine Lösung mitteilen kann. Er reagiert gelassen, nutzt einen weiteren zeitlosen Moment und entdeckt einen Weg, auf dem er seine Kenntnis trotzdem loswerden kann, mit Hilfe einer Vorführung nämlich, mit einer guten Schau. In einem dritten und letzten zeitlosen Moment überlegt der Allround-Computer, der alles erfaßt hat, was einstmals das Universum war und nun das Chaos ist, wie diese Präsentation am besten durchzuführen ist. Sorgfältig stellt er ein Programm zusammen, und er läßt seine Antwort hervortreten. Der Computer sagt: „Es werde Licht!" Und es ward Licht! Die Schöpfung hat begonnen, und die Entropie nimmt ab.

Literatur

1. Abgebildet in Eigen M (1991) Jenseits von Ideologien und Wunschdenken. Serie Piper 921, München, S 27
2. Arnheim R (1971) Entropie und Kunst. DuMont, Köln

3. Mertz DP (1992) Entropie, Leben und Gesundheit. Freiburger Universitätsblätter 115, 141–146
4. Science 251 (1991) S 179
5. Brush SG (1987) Die Temperatur der Geschichte. Vieweg, Braunschweig
6. Adams H (1910) A Letter to American Teachers of History. In: The Degradation of the Democratic Dogma (1958) Putnam's, New York
7. Spengler O (1979) Der Untergang des Abendlandes. Deutsche Buchgemeinschaft, Bertelsmann, Berlin
8. Samjatin J (1923) On Literature, Revolution, Entropy, and other Matters. In: Ginsburg M (1970) A Soviet Heretic. Chicago
9. Schrödinger E (1989) Was ist Leben? Serie Piper 1134, München
10. Schütze Ch (1989) Das Grundgesetz vom Niedergang. Hanser Verlag, München
11. Georgescu-Roegen N (1971) The Entropy Law and the Economic Process. Cambridge
12. Föste W (1991) Nach menschlichem Maß. Wechselwirkung 52, S 32–35
13. Guggenberger B (1991) Zwischen Ordnung und Chaos. Frankfurter Allgemeine Zeitung, Ausgabe vom 2. 2. 1991, Nr 28, Tiefdruckbeilage S 1
14. Verbeek B (1990) Die Anthropologie der Umweltzerstörung. Wissenschaftliche Buchgesellschaft, Darmstadt
15. Brooks DR, Wiley EO (1986) Evolution as Entropy. Chicago
16. Rifkin J (1980) Entropy – A New World View. Viking Press, New York. Rifkin J, Howard T (1989) Entropy – Into the Greenhouse World. Bantam Books, New York
17. Rothman T (1989) Science à la Mode. Princeton University Press, New Jersey
18. Asimow I (1988) Die perfekte Maschine. In: Drux R (Hrsg) Menschen aus Menschenhand. Metzler Verlag, Stuttgart

Über die Entropie-Bilanz offener Systeme

DIETER FLAMM

1 Einleitung

Eine Brücke zwischen Entropie und Pathologie zu schlagen, erweist sich als schwieriges Unterfangen. Die Entropie wurde ja ursprünglich nur für Systeme im thermodynamischen Gleichgewicht eingeführt, alle Organismen sind hingegen dissipative Nichtgleichgewichtssysteme, die weitab vom thermodynamischen Gleichgewicht angesiedelt sind. Trotzdem möchte ich zur Erklärung der verschiedenen Facetten des Entropiebegriffs bei den klassischen Definitionen beginnen, weil sie an besonders einfachen Systemen, wie dem idealen Gas, anschaulich illustriert werden können. Leser, die an den klassischen Definitionen nicht interessiert sind, können die ersten vier Abschnitte überspringen.

Rudolf Clausius führte die Entropie im Jahre 1865 als eine rein phänomenologische Größe ein. Sie hat für ein System, das sich in einem thermodynamischen Gleichgewichtszustand befindet, einen bestimmten Wert, der für diesen Zustand charakteristisch ist. Der Wert der Entropie läßt sich aber nicht durch eine einzelne Messung unmittelbar bestimmen, wie dies etwa für die Masse oder die Größe des Systems der Fall ist. Vielmehr muß man das System nach einer bestimmten Vorschrift aus einem Referenzzustand in den gegenwärtigen Zustand überführen und dabei stets die Temperatur und die Wärmezufuhr messen. Die Entropie des Systems steigt, wenn dem System Wärme zugeführt wird, und sie sinkt, wenn dem System Wärme entnommen wird. Wird die Wärme auf reversible Weise zu- oder abgeführt, so gilt die einfache Beziehung

Entropieänderung = Wärmeänderung[1] dividiert durch jeweilige Temperatur.

Reversible Zustandsänderungen sind eine Idealisierung, die in der Praxis nur näherungsweise verwirklicht werden kann. Sie impliziert nämlich, daß bei der Zustandsänderung jede Möglichkeit, Arbeit zu leisten, genutzt werden muß und daß die dabei gewonnene Energie gespeichert wird, damit der Vorgang unter Einsatz der gespeicherten Energie gegebenenfalls wieder rückgängig gemacht werden kann. Natürlich dürfen dabei auch keine Reibungsverluste auftreten, was bedeutet, daß solche Prozesse äußerst langsam ablaufen müssen. Andernfalls ist die Entropieänderung größer als der Quotient aus Wärmeänderung[1] und Temperatur. Es kommt dann nämlich noch die innerhalb des Systems etwa durch innere

[1] durch Austausch mit der Umgebung

Reibung erzeugte Wärme dividiert durch die Temperatur hinzu. Diese Meßvorschrift vermittelt kein anschauliches Bild der Entropie, aber sie verknüpft diesen Begriff mit der Wärmetönung von Zustandsänderungen, und darunter können wir uns zumindest etwas vorstellen. Wärme ist bekanntlich die Energie der ungeordneten Bewegung der Moleküle im Unterschied zur geordneten makroskopischen mechanischen Bewegung, die für alle Moleküle eines Objekts in gleicher Richtung erfolgt. Damit sehen wir auch gleich, daß Entropie etwas mit Unordnung zu tun hat.

Die im Meßprozeß der Entropie geforderten idealisierten Bedingungen klingen sehr einschränkend, und es hat vorerst den Anschein, als ob sie für die vielen, von selbst und zum Teil relativ rasch in der Natur ablaufenden irreversiblen Prozesse, bei denen ein Teil der umwandelbaren Energie in Form von Wärme verlorengeht, keine sehr nützlichen Folgerungen erlauben. Dies ist zum Glück aber nicht der Fall, da die Entropie eines Systems im thermodynamischen Gleichgewicht nur vom Zustand abhängt und nicht davon, wie es in diesen Zustand gekommen ist. Ist ein System, das sich in einem Nichtgleichgewichtszustand befindet, sich selbst überlassen, so strebt es relativ rasch dem Gleichgewichtszustand zu, wenn es nicht durch hemmende Bedingungen daran gehindert wird. Man kann daher beim Übergang von einem Gleichgewichtszustand zu einem anderen Bilanzgleichungen für die gesamte Entropieänderung aufstellen und die dabei auftretende Entropieänderung nach obiger Formel unter Zugrundelegung eines reversiblen Übergangs berechnen, auch wenn der Prozeß in Wirklichkeit gar nicht reversibel abläuft. Lediglich die gewonnene Arbeit ist beim irreversiblen Prozeß kleiner als beim reversiblen Prozeß, und daher kann er ohne zusätzliche Energiezufuhr nicht wieder umgekehrt werden. Als Clausius den Begriff Entropie prägte, war die brennende Frage: Welcher Bruchteil der einer Maschine zugeführten Wärme kann bestenfalls in mechanische Arbeit umgewandelt werden? Eine zyklisch arbeitende Wärmekraftmaschine muß nämlich einen Teil der aufgenommenen Wärme bei einer niedrigeren Temperatur als Abwärme wieder abgeben. Dementsprechend verstand Clausius Entropie als Synonym für die Verwandelbarkeit von Wärmeenergie. Für eine ideale reversible zyklische Wärmekraftmaschine hebt sich der mit der Wärmeaufnahme verknüpfte Entropiezuwachs und die mit der Abwärme verbundene Entropieverminderung im Laufe jedes vollen Zyklus gerade auf, da die Maschine immer dieselben Zustände durchläuft.

Lebewesen, für die wir uns hier interessieren, sind aber sicher keine Wärmekraftmaschinen, denn sowohl die Temperaturdifferenzen innerhalb des Organismus als auch gegenüber der Umwelt sind viel zu klein, um den Energieumsatz von Lebewesen auf diese Weise zu erklären. Vielmehr besitzen Lebewesen „molekulare Maschinen“, die chemische Energie direkt in mechanische, elektrische oder andere chemische Energie umwandeln, ohne den Umweg über die mindere Form der Wärmeenergie zu beschreiten, wie dies unsere menschlichen Technologien zumeist tun. Die direkte Umwandlung von chemischer in elektrische Energie geht dabei ähnlich wie in einer Batterie vor sich. Aber auch chemische Reaktionen gehorchen den Gesetzen der Thermodynamik und daher ist das Entropiekonzept auch hier wichtig. Ganz besonders, weil chemische Reaktionen meist umso schneller ablaufen, je größer die dabei auftretende Entropieproduktion ist.

2 Die vielen verschiedenen Facetten der Entropie

Aber kehren wir noch einmal zu den reversiblen Prozessen zurück. Es ist illustrativ, dies an Hand der isothermen Expansion eines sogenannten idealen Gases explizit zu demonstrieren. Je verdünnter ein Gas ist, um so weiter sind seine Moleküle voneinander entfernt. Ein ideales Gas ist nun so stark verdünnt, daß seine Moleküle auf Grund ihrer großen Entfernung keine Kräfte mehr aufeinander ausüben, außer wenn sie sich bei Stößen für kurze Zeit sehr nahe kommen. Die Energie des Gases ist daher nur durch die Bewegungsenergie der Moleküle gegeben und hängt von der Größe des Gefäßes, in das das Gas eingeschlossen ist, also vom Volumen überhaupt nicht ab. Die mittlere Bewegungsenergie pro Molekül ist aber gerade der absoluten Temperatur des Gases proportional, und somit hängt die Energie des idealen Gases nur von der Temperatur ab. Sie ist proportional zur absoluten Temperatur und zur Menge des Gases. Läßt man nun ein auf konstanter Temperatur gehaltenes ideales Gas, das sich in einem Zylinder befindet, von einem Volumen V_1 auf das größere Volumen V_2 expandieren, so ändert sich seine Energie überhaupt nicht. Man kann diese Volumenänderung nun auf verschiedenste Weisen erfolgen lassen. Eine davon ist die reversible isotherme Expansion. Bei der Ausdehnung leistet das Gas in diesem Fall alle mögliche Arbeit, indem es einen Kolben bewegt, auf den eine Kraft wirkt, die dem Gasdruck in jedem Augenblick annähernd die Waage hält. Bei der Bewegung des Kolbens wird dann gegen diese Kraft Arbeit geleistet, deren Energie gespeichert werden muß. Die Arbeit A entspricht dem Volumenintegral über dem Druck P. Setzt man für den Druck die Gasgleichung „P ist proportional dem reziproken Volumen 1/V“ ein, so ergibt sich für A die Differenz der Logarithmen von Endvolumen V_2 und Anfangsvolumen V_1, also $A = \text{konst.} (\ln V_2 - \ln V_1)$. Diese Energie stammt natürlich von den auf den Kolben aufprallenden Gasmolekülen, die zurückreflektiert werden und dabei dem Kolben einen kleinen Stups geben. Durch das Bewegen des Kolbens büßen sie ein wenig von ihrer Geschwindigkeit ein. Damit das Gas trotz dieser Arbeitsleistung seine Temperatur, d.h. die Geschwindigkeitsverteilung seiner Moleküle, beibehalten kann, muß ihm aus der Umgebung Wärme zugeführt werden. Diese Wärme dividiert durch die Temperatur entspricht genau der Entropieänderung. Diese Zustandsänderung verkörpert sogar den Idealfall, bei dem die gesamte vom Gas aufgenommene Wärme in Arbeit umgewandelt wird. Der Vorgang kann aber nicht beliebig lang fortgesetzt werden, da sich das Volumen des Gases dabei vergrößert. Will man diesen Vorgang in einer zyklischen Maschine verwenden, so muß man das Gas, wie im Carnot-Zyklus, über eine niedrigere Temperatur wieder auf das ursprüngliche Volumen komprimieren. Dabei muß Arbeit aufgewendet werden, die Kompressionswärme erzeugt und die als Abwärme wieder abgegeben wird. Dies entspricht genau der Formulierung des zweiten Hauptsatzes durch Lord Kelvin, die besagt: Es gibt keine zyklisch arbeitende Maschine, die nichts anderes tut, als bei einer Temperatur Wärme aufzunehmen und diese zur Gänze in Arbeit umzuwandeln. Verkürzt sagt man auch: Es gibt kein „perpetuum mobile zweiter Art“. Jede zyklische Wärmekraftmaschine muß mindestens zwei Temperaturniveaus zur Verfügung haben.

Eine andere Art der Zustandsänderung ist die irreversible isotherme Expansion, bei der überhaupt keine Arbeit geleistet wird. Dabei läßt man den Kolben, der gewichtslos angenommen wird, widerstandslos von V_1 auf V_2 zurückschnellen. Der Endzustand ist der gleiche wie vorher. Das Gas befindet sich bei derselben Temperatur im Volumen V_2, mußte aber keine Arbeit leisten und daher auch keine Wärme aufnehmen, da die Moleküle jetzt mit der gleichen Geschwindigkeit widerstandslos bis V_2 fliegen können. Der Entropiezuwachs ist aber genau der gleiche, wie im vorher beschriebenen reversiblen Fall, nämlich proportional der Differenz der Logarithmen der Volumina V_2 nach der Expansion und V_1 vor der Expansion. Die Entropie des idealen Gases enthält also offenbar einen Term, der dem Logarithmus des Volumens proportional ist. Wie läßt sich das anschaulich verstehen? Die Thermodynamik operiert mit makroskopischen Größen, die Summen und Mittelwerten von molekularen Größen entsprechen. So ist die Energie des Gases die Summe der Energien aller Moleküle, die Temperatur die mittlere Energie der einzelnen Moleküle, und der Druck der mittlere Impulsübertrag der Gasmoleküle pro Flächeneinheit bei ihrer Reflexion von der Gefäßwand. Einen Zustand, der nur durch die Angabe solcher makroskopischer Beobachtungsgrößen festgelegt ist, wollen wir Makrozustand nennen. Demgegenüber sei der Mikrozustand durch Angabe von Ort und Geschwindigkeit jedes einzelnen Moleküls festgelegt. Auf Grund der Bewegung der Moleküle ändert sich der Mikrozustand andauernd, auch wenn die makroskopischen Beobachtungsgrößen unverändert bleiben. Ein Makrozustand entspricht daher einer sehr großen Anzahl von Mikrozuständen. Die Entropie entspricht, wie Boltzmann gezeigt hat, der mittleren Unbestimmtheit des Mikrozustandes der Gasmoleküle bei vorgegebenen Werten der makroskopisch beobachtbaren Größen. Die oben betrachtete Volumenvergrößerung bei der Expansion entspricht gerade einer größeren Unbestimmtheit im Ort der Moleküle und daraus erklärt sich der Beitrag zur Entropie, der proportional dem Logarithmus des Volumens ist. Neben der räumlichen Unbestimmtheit gibt es aber noch die Unbestimmtheit der Verteilung der Moleküle über die möglichen Energien. Dabei kommen für das einzelne Molekül alle Energiewerte von Null bis zur Gesamtenergie des Gases in Frage. Es ist nun offensichtlich, daß die Extremwerte nicht sehr wahrscheinlich sind. Trägt etwa ein Molekül die gesamte Energie des Gases, so müssen alle anderen Moleküle ruhen, damit sich die richtige Gesamtenergie ergibt. Insgesamt gibt es nur N verschiedene Möglichkeiten, diese Energieverteilung zu verwirklichen, wobei N die Zahl der Moleküle ist. Dagegen ist die Zahl der Möglichkeiten, wenn jedes Molekül einen anderen Energiewert hat, nach der klassischen Statistik N!, was näherungsweise N^N ist. Betrachtet man etwa 1 cm^3 Gas unter Normalbedingungen, so sind darin bereits $N = 10^{19}$ Moleküle enthalten, und die Zahl der Möglichkeiten N^N ist schier unvorstellbar groß. Dabei sind die Energien der Einzelmoleküle um die mittlere Energie pro Molekül, die proportional kT ist (k = Boltzmannkonstante und T = absolute Temperatur), gehäuft. Es handelt sich um die Gleichgewichtsverteilung, die sogenannte Maxwell-Boltzmann-Verteilung. Sie ist gleichzeitig die weitaus wahrscheinlichste Energieverteilung, da sie durch eine unvergleichlich größere Anzahl von Mikrozuständen des Gases verwirklicht werden kann, als alle Nichtgleichgewichtszustände zusammen. Auch die Breite der Impulsverteilung, die der Unbestimmtheit des Impulses entspricht, ist proportional der absoluten Temperatur. Die Impulsunschärfe der Verteilung geht ebenfalls in die Entropie ein und trägt einen Term proportional dem Logarithmus der absoluten Temperatur bei. Wir sehen also, daß die Entropie mit der Unbestimmtheit sowohl des Ortes wie auch des Impulses der einzelnen Moleküle verknüpft ist.

3 Mechanische Deutung der Entropie

Ein Gas kann auch als mechanisches System betrachtet werden, da seine Moleküle den Gesetzen der Mechanik gehorchen. Will man einen Größenvergleich zwischen zwei Mengen von Mikrozuständen machen, so ist es hilfreich, den sogenannten Phasenraum des Systems zu betrachten. Dies ist ein 6N-dimensionaler fiktiver Raum, der durch alle möglichen Lagen und Impulse der N Moleküle des Gases aufgespannt wird. Jeder Zustand eines mechanischen Systems entspricht einem Punkt in diesem Phasenraum oder, wenn wir eine kleine Unschärfe zulassen, einer kleinen Zelle im Phasenraum. Eine Menge von Mikrozuständen kann daher durch ein bestimmtes Volumen im Phasenraum dargestellt werden. Nach den oben angestellten Überlegungen entspricht daher der Gleichgewichtszustand einem weit größeren Volumen im Phasenraum als alle Nichtgleichgewichtszustände zusammen. Diese Tatsache soll Abbildung 1 veranschaulichen. Die Zeichnung ist aber nur schematisch zu verstehen. Bei einer maßstabsgetreuen Darstellung würde das Gebiet der Gleichgewichtszustände fast die gesamte Fläche erfassen, und das Gebiet der Nichtgleichgewichtszustände wäre mit freiem Auge überhaupt nicht wahrzunehmen. Außerdem wird das zweidimensionale Bild den 6N-Dimensionen des Phasenraumes, die für jedes einzelne Teilchen drei Raum- und drei Impuls- bzw. Geschwindigkeitsdimensionen vorsieht, natürlich nicht gerecht.

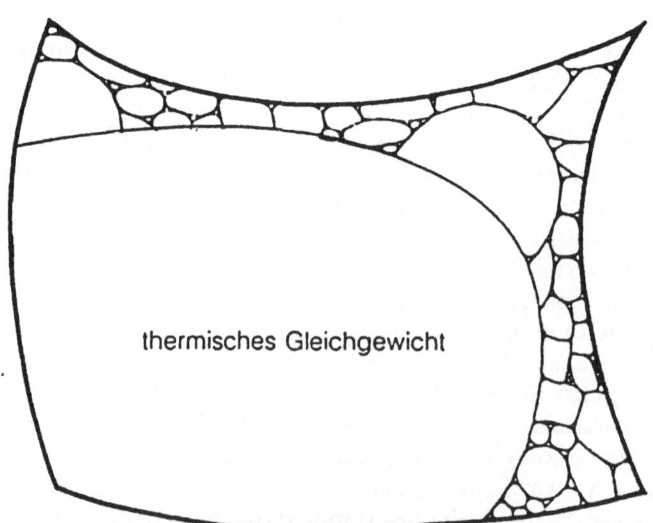

Abb. 1. Schematische Darstellung der Belegung des Phasenraumes eines Gases durch den Gleichgewichtszustand (großer Bereich) und die verschiedenen Nichtgleichgewichtszustände (viele kleine Bereiche) nach Penrose (1991).

Das im Phasenraum durch einen Makrozustand belegte Volumen entspricht der Gesamtheit der Mikrozustände, durch die er realisiert wird, und kann daher als Maß für die Wahrscheinlichkeit dieses Makrozustandes verwendet werden. Der in der Natur beobachtete Übergang von Nichtgleichgewichtszuständen zu Gleichgewichtszuständen entspricht damit nach Ludwig Boltzmann dem Übergang von relativ unwahrscheinlichen Makrozuständen zu unvergleichlich wahrscheinlicheren Makrozuständen. Dieser Übergang ist mit einem Anwachsen der Entropie des Systems verbunden. Im thermodynamischen Gleichgewicht nimmt die Entropie ihren maximalen Wert an. Wie wir oben für das ideale Gas gesehen haben, ist die Entropie des idealen Gases dem Logarithmus des Volumens proportional. Das Volumen geht natürlich auch in den Phasenraum ein. Er enthält ja das Volumen, das jedem einzelnen Molekül zur Verfügung steht. Ein zweiter Term in der Entropie ist dem Logarithmus der absoluten Temperatur proportional. Die Temperatur bestimmt aber gerade die Breite der Impulsverteilung und somit das jedem einzelnen Molekül im Impulsraum zugängliche Volumen. Das einem Makrozustand entsprechende Phasenraumvolumen vereinigt somit gerade das jedem Molekül sowohl im Ortsraum als auch im Impulsraum zugängliche Volumen, und Boltzmann konnte 1877 zeigen, daß die Entropie dem Logarithmus des Phasenraumvolumens proportional ist. Dieser Zusammenhang gilt ganz allgemein, wogegen die logarithmische Abhängigkeit der Entropie vom Volumen beim idealen Gas in dessen einfacher räumlicher Struktur aus lauter völlig unabhängigen kleinen Teilchen begründet ist. Bei Flüssigkeiten und Festkörpern sind die Volumenänderungen im allgemeinen sehr klein und die bekannte Anomalie des Wassers, nämlich die Tatsache, daß Eis auf dem Wasser schwimmt, zeigt, daß eine Entropieabnahme auch von einer Volumenzunahme begleitet sein kann. Das starre hexagonale Gitter des Eises läßt nämlich größere Zwischenräume frei als die durch Wasserstoffbrücken zusammengehängten kleineren Molekülkomplexe im Wasser bei und oberhalb Null Grad Celsius, die gegeneinander beweglich und platzsparender verschachtelbar sind. Durch die Beweglichkeit hat Wasser mehr Möglichkeiten für die Molekküllagen, obwohl das Volumen kleiner ist, und obendrein ist die Bewegungsenergie viel größer. Die Breite der Energieverteilung spielt oft eine viel wichtigere Rolle für die Entropie als die rein räumliche Verteilung.

Führt man im Phasenraum kleine Zellen ein, so entspricht die Zahl der Zellen, wir wollen sie W nennen, der Gesamtzahl der dem betrachteten Makrozustand entsprechenden Mikrozustände, und es ergibt sich für die Entropie S das Boltzmannsche Prinzip:

$$S = k \cdot \ln W \tag{1}$$

W wird auch die thermodynamische Wahrscheinlichkeit genannt, obwohl es sich dabei um eine sehr große Zahl handelt. Um eine echte Wahrscheinlichkeit w, die kleiner oder höchstens gleich Eins ist, zu erhalten, muß man lediglich durch die Summe der Mikrozustände des Gleichgewichtszustandes W und aller Nichtgleichgewichtszustände W_{ngl} dividieren

$$w = W/[W + W_{ngl}] < 1 \quad . \tag{2}$$

Die Wahrscheinlichkeit w ist aber nahezu gleich Eins, weil die Zahl der Mikrozustände W, die dem Gleichgewicht entsprechen, bedeutend größer ist als die Zahl aller Mikrozustände zum Nichtgleichgewicht W_{ngl} zusammen.

4 Entropie und Information

Das Boltzmannsche Prinzip spiegelt die Interpretation der Entropie als mittlere Unbestimmtheit des Mikrozustandes bei vorgegebenem Makrozustand. Es handelt sich hier offensichtlich um eine informationstheoretische Deutung der Entropie. Für ein abgeschlossenes System sind alle Mikrozustände vorgegebener Energie, vorgegebenen Volumens und vorgegebener Molekülzahl gleich wahrscheinlich. Die Unbestimmtheit ist daher dem Logarithmus der Gesamtzahl der dem gleichen Makrozustand entsprechenden Mikrozustände proportional. Der Gleichgewichtszustand ist der Zustand maximaler Entropie und daher auch maximaler Unbestimmtheit. Die Entropie entspricht also nicht einer Information, sondern einem Mangel an Information über den Mikrozustand. Die Wahrscheinlichkeit p bei einer Messung an einem System, das sich im Gleichgewichtszustand befindet, einen bestimmten Mikrozustand zu finden, ist, da alle Mikrozustände gleichwahrscheinlich sind, einfach der Anzahl der Mikrozustände W verkehrt proportional ($p = 1/W$). Drückt man die Entropie also durch die Wahrscheinlichkeit p aus, so ergibt sich

$$S = k \cdot \ln (1/p) = -k \cdot \ln p \ . \tag{3}$$

Dies ist fast genau der aus der Informationstheorie wohlbekannte Ausdruck für die Information, die man gewinnt, wenn eine Messung einen bestimmten aus W möglichen Mikrozuständen liefert, bis auf den Faktor k, der die historisch bedingte Dimension der Entropie „Energie dividiert durch Temperatur" wiedergibt. Die Einheit der Temperatur, nämlich Grad Kelvin, ist aber eine ganz willkürliche Festsetzung. Wir können die Temperatur viel natürlicher mit der mittleren Energie pro Molekül $\sim kT$ gleichsetzen, dann kürzt sich die Energiedimension im Zähler gegen die im Nenner, und die Konstante k fällt weg. Verwendet man schließlich noch anstatt des natürlichen Logarithmus den dualen Logarithmus $\log_2$, so ist lediglich durch den natürlichen Logarithmus von 2 zu dividieren, und es folgt

$$S_I = \log_2 (1/p) = -\log_2 (p) \text{ bit} \ . \tag{4}$$

Wir sehen also, daß sich die Entropie ohne weiteres durch die informationstheoretische Einheit bit ausdrücken läßt. Trotzdem ist die Entropie natürlich keine Information, sondern ein Mangel an Information. Erwin Schrödinger hat in seinem Buch „Was ist Leben?" die Bezeichnungsweise sogar umgekehrt und molekulare Ordnung bzw. freie Energie Negentropie genannt.

Bei der informationstheoretischen Deutung der Entropie ist aber zu betonen, daß Information ein umfassenderer Begriff ist als Entropie. Wohl läßt sich jede Entropie informationstheoretisch deuten, nicht aber jede Information thermodynamisch. Werfen wir etwa eine Münze auf, so hat es vorerst keinerlei thermodynamische Konsequenzen, ob Kopf oder Adler oben zu liegen kommt. Erst wenn eine Kopplung an materielle Systeme besteht, wenn etwa im Rahmen einer Wette vereinbart wurde, daß der eine Wettpartner bei Adler oben eine Flasche Sekt erhält, die dann gemeinsam getrunken wird, stellen sich durch die freie Energie im Sekt thermodynamische Konsequenzen ein.

Der in Gleichung (3) angeführte Ausdruck für die Entropie gilt für abgeschlossene thermodynamische Systeme, bei denen alle Mikrozustände gleichen Volumens, gleicher Energie und gleicher Molekülzahl gleich wahrscheinlich sind. Für offene Systeme, die mit der Umgebung Wärme austauschen können, kann die Energie schwanken, und die Wahrscheinlichkeit von Zuständen verschiedener Energie ist verschieden. Im thermodynamischen Gleichgewicht mit der Umgebung ist die Wahrscheinlichkeit p_ν eines Mikrozustandes der Energie E_ν proportional dem sogenannten Boltzmannfaktor $\exp(-E_\nu/kT)$. Ähnliches gilt für Systeme, die mit der Umgebung Moleküle austauschen können. In diesem Fall kann auch die Molekülzahl N_ν schwanken, und die Wahrscheinlichkeit der Zustände ist mit einem Exponentialfaktor $\exp(\mu N_\nu/kT)$ gewichtet, worin μ das sogenannte chemische Potential bedeutet. Die Entropie entspricht nun der mittleren Unbestimmtheit, d. h., es ist der mit den Wahrscheinlichkeiten p_ν gebildete Mittelwert der Informationen $\log_2(1/p_\nu)$, die sich bei einzelnen Messungen ergeben würden, zu bilden. Daraus ergibt sich für die Entropie in bit

$$S_I = \sum_{\nu=1}^{n} p_\nu \log_2(1/p_\nu) \text{ bit} \tag{5}$$

oder, wenn wir den Ausdruck wieder in die historischen Einheiten Energie pro Grad Kelvin umrechnen,

$$S = k \sum_{\nu=1}^{n} p_\nu \ln(1/p_\nu) = -k \sum_{nu=1}^{n} p_\nu \ln p_\nu \tag{6}$$

Dies ist die vom amerikanischen Physiker Willard Gibbs angegebene Formel für die Entropie. Sie ist ganz analog dem vom amerikanischen Nachrichtentechniker C.E. Shannon im Jahre 1948 angegebenen quantitativen Maß für die mittlere Information einer Folge von Zeichen. Der Unterschied zwischen S_I und S bzw. der anfangs gegebenen phänomenologischen Definition der Entropie kann zur Gänze durch Ersetzen der völlig willkürlichen Temperatureinheit Grad durch $k \ln 2 \times \text{Grad} (= 9{,}72 \cdot 10^{-20}$ Joule) erklärt werden.

5 Nichtgleichgewichtsentropien

Bei der Entropie handelt es sich aber, wie gesagt, nicht um Information, sondern um Mangel an Information über den Mikrozustand eines Systems. Zu betonen ist noch, daß die Gleichgewichtsentropie trotz ihrer Deutung als Mangel an Information keine subjektiven Züge trägt, denn im thermodynamischen Gleichgewicht ist die Unbestimmtheit maximal, d. h., niemand darf mehr Information besitzen, sonst handelt es sich um keinen Gleichgewichtszustand mehr. Für Nichtgleichgewichtszustände ist die Zuordnung allerdings nicht mehr so eindeutig, und es wurden hier auch verschiedene Ausdrücke für die Entropie vorgeschlagen.

Die Gibbs-Entropie Gl. (6) hat nämlich bei ganz feiner Auflösung im Phasenraum den Nachteil, daß sie sich für ein abgeschlossenes System mit der Zeit nicht ändert, auch wenn sich das System in einem Nichtgleichgewichtszustand befindet. Sie ist also abseits vom Gleichgewicht nicht mit der in der phänomenologischen Thermodynamik definierten Entropie identisch. Das hängt einfach damit zusammen, daß die Gibbs-Entropie alle Details der Mikrozustände des Systems erfaßt, und bei der zeitlichen Entwicklung eines mechanischen Systems kann keine Information verloren gehen. Das gilt auch in der Quantenmechanik. Daher kann auch die Unbestimmtheit und somit die Entropie nicht größer werden. Man muß schon eine Unbestimmtheit vorgeben, z. B., indem man den Phasenraum in Zellen einteilt und die Wahrscheinlichkeit zuerst über das Innere jeder Zelle summiert. Setzt man die so erhaltenen reduzierten Wahrscheinlichkeiten $\bar{p}_\alpha$ dann in eine zu Gl. (6) analoge Gleichung ein, so ergibt sich eine sogenannte „grobkörnige" Entropie $\bar{S}(t)$, die wie vom zweiten Hauptsatz gefordert, für Nichtgleichgewichtssysteme mit der Zeit anwachsen kann. Je nach Wahl der Größe und Gestalt der Zellen kann man so eine Vielfalt von Nichtgleichgewichtsentropien einführen, die sich alle ein wenig voneinander unterscheiden. Das zeitliche Anwachsen dieser grobkörnigen Entropien ist möglich, da wir durch das Zusammenfassen ganzer Bereiche von Mikrozuständen Information verloren haben und damit eine Unbestimmtheit geschaffen haben, die mit der Zeit weiter anwachsen kann. Besonders ausgezeichnet ist in dieser Klasse von grobkörnigen Entropien die Boltzmann-Entropie. Sie wurde 1872 von Ludwig Boltzmann im Rahmen des sogenannten H-Theorems eingeführt. Boltzmann summiert die Zustandswahrscheinlichkeiten über die Lagen und Geschwindigkeiten aller Teilchen bis auf ein einziges, sagen wir das erste Teilchen. Dadurch erhält er für $\bar{p}_\alpha$ die Einteilchenverteilungsfunktion $f(\vec{x}_1, \vec{v}_1, t)$, die nur mehr von den Koordinaten $\vec{x}_1$, der Geschwindigkeit $\vec{v}_1$ des ersten Teilchens und von der Zeit t abhängt. Ersetzt man nun die Summe in Gl. (6) noch durch die Integrale über alle Koordinaten und alle Geschwindigkeiten des ersten Teilchens, so erhält man die Boltzmann-Entropie

$$S_B(t) = -k \int d^3x_1 \int d^3v_1 f(\vec{x}_1, \vec{v}_1, t) \ln f(\vec{x}_1, \vec{v}_1, t) \tag{7}$$

Die Boltzmann-Entropie stimmt am besten mit der in der phänomenologischen Thermodynamik eingeführten Entropie überein.

Die phänomenologische Entropie wurde ursprünglich nur für Gleichgewichtszustände definiert. Abseits vom Gleichgewicht gibt es eine eindeutige Vorgangsweise für die phänomenologische Entropie, wenn wenigstens in sehr kleinen Volumenbereichen noch thermodynamisches Gleichgewicht angenommen werden kann. Man spricht dann von einem sogenannten lokalen Gleichgewicht, bei dem in sehr kleinen Volumenbereichen noch ein einheitlicher Wert für Druck, Temperatur, Molekülkonzentration etc. angenommen werden kann. Da die Entropie bei Abwesenheit von Oberflächeneffekten eine additive Größe ist, läßt sich die Gesamtentropie für solche Systeme als Summe der Entropien der kleinen Teilsysteme definieren, obwohl innerhalb des Gesamtsystems erhebliche Temperatur-, Druck- und Konzentrationsunterschiede bestehen. Für die sogenannte spontane Selbstorganisation molekularer Systeme ist diese Näherung allerdings noch zu einschränkend. In letzterem Fall werden nämlich Schwankungen in kleinsten Bereichen durch nichtlineare Effekte verstärkt, wogegen im Gleichgewicht alle Schwankungen exponentiell gedämpft werden. Wir wollen uns aber auf die Funktion bereits vorhandener lebender Zellen beschränken, und da wird das lokale Gleichgewicht im allgemeinen eine hinreichende Näherung darstellen. Der theoretische Ausdruck Gl. (7) für die Boltzmann-Entropie kann übrigens für beliebige Nichtgleichgewichtszustände von Gasen verwendet werden und er liefert für den Gleichgewichtszustand dasselbe Resultat wie Gl. (1) bis (6). Die Verteilungsfunktion $f(\vec{x}, \vec{v}, t)$ genügt der sogenannten Boltzmanngleichung. Für Systeme, die anderen kinetischen Gleichungen genügen, können analoge Ausdrücke wie Gl. (7) abgeleitet werden. Hier sind die detaillierten dynamischen Theorien der phänomenologischen Thermodynamik deutlich überlegen.

6 Maxwells Dämon und Maxwell-Vorrichtungen

Von seiten der Thermodynamik erwarten wir, daß die Entropie aller abgeschlossenen Systeme, die sich nicht im thermodynamischen Gleichgewicht befinden, so lange ansteigt, bis sie die maximale Entropie und damit das Gleichgewicht erreichen. Lebewesen können aber ihren Zustand relativ niedriger Entropie in scheinbarem Widerspruch zum zweiten Hauptsatz der Thermodynamik relativ lange Zeit aufrechterhalten. Erst mit dem Tode beginnt der uneingeschränkte Zerfall der geordneten Strukturen. Dies hat so manchen Klassiker der Thermodynamik zur Vermutung verleitet, Lebewesen hätten irgendeinen Mechanismus, mit dem sie dem zweiten Hauptsatz entgegenwirken könnten. Ein besonders origineller Vorschlag in dieser Richtung kam von James Clerk Maxwell im Jahre 1871. Er betrachtete die Möglichkeit, daß ein vernunftbegabtes Wesen den zweiten Hauptsatz verletzen könnte. Er nahm an, dieses Wesen sitze an der Trennwand zweier gleicher Gasvolumina, die die gleiche Temperatur haben. Das Wesen habe sich nun in den Kopf gesetzt, dieses Gleichgewicht zu stören, indem es langsame Moleküle durch eine Tür vom rechten ins linke Volumen übertreten ließe und umgekehrt schnelle Moleküle vom linken ins rechte Volumen. Damit könnte dieses Wesen in der Tat erreichen, daß sich das linke Volumen abkühlt, das rechte dagegen wärmer wird. Um den Vorgang ohne Energieverbrauch abzuwickeln, muß man idealisierend annehmen, daß die Türe, durch die die Moleküle übertreten, nichts wiegt, und ihr Öffnen und Schließen durch das Wesen keine Energie erfordert. Das trifft natürlich für eine reale Anordnung nicht zu. Darüber hinaus muß das Wesen aber die Geschwindigkeit der von beiden Seiten heranfliegenden Gasmoleküle messen und für jedes einzelne Molekül entscheiden, ob es hinüberfliegen darf oder nicht. Auf Grund seiner außergewöhnlichen Fähigkeiten wurde dieses Wesen Maxwell-Dämon genannt. Schon Boltzmann meinte dazu, daß im thermodynamischen Gleichgewicht nicht einmal ein Dämon denken könnte und er daher seine Aufgabe nicht erfüllen könnte. Boltzmanns Schüler Marian von Smoluchowski hat später gezeigt, daß sich die Aufgabe des Maxwell-Dämons sicher nicht durch eine rein mechanische Vorrichtung, wie ausgeklügelte Falltüren, bewältigen läßt. Später haben Leo Szilard und dann Leon Brillouin untersucht, wieviel Energie der Dämon aufwenden müßte, um nur die Geschwindigkeit der einfallenden Moleküle zu messen. Er müßte dazu z. B. über Photonen verfügen, die einer Temperatur entsprechen, die weit über der Temperatur des Gases liegt, um die Geschwindigkeit der Gasmoleküle auflösen zu können. Hat er diese Information, so muß er schließlich entscheiden, ob er das Molekül durchläßt oder nicht. Dazu braucht er aber eine Verrechnungseinheit, also ein Gehirn, einen Computer oder irgendeine elektronische Steuerung, wenn wir übernatürliche Kräfte ausschließen. Selbst wenn wir den Energieverbrauch bei der Messung nicht in Betracht ziehen, so muß der Dämon nach jeder Entscheidung den Speicher seiner Verrechnungseinheit löschen, damit er bereit ist, die Information für das nächste Molekül aufzunehmen. Hat der Speicher n bit Speicherkapazität, so kann er 2^n verschiedene Zustände annehmen. Den Speicher aus einem beliebigen Zustand in einen bestimmten Zustand zu bringen entspricht somit einer Kompression des Phasenraumes des Speichers, und diese erfordert ganz ähnlich wie die Kompression eines Gases Energie. Allein diese Energie, die verlorengeht und letztlich als Wärme an die Umgebung abgegeben wird, reicht aus, um das Ziel des Maxwell-Dämons, die Gesamtentropie zu senken, zu vereiteln. Gelänge es dem Dämon, ohne Energieaufwand das rechte Gasvolumen zu erwärmen und das linke abzukühlen, dann hätte er erstens Wärme dazu gebracht vom kälteren zum wärmeren Gasvolumen überzugehen, was sie von selbst nie tut. Zweitens könnte er mit dieser Temperaturdifferenz eine Wärmekraftmaschine betreiben und Energie gewinnen, solange bis die Temperatur wieder ausgeglichen ist. Insgesamt hätte er dann nichts anderes getan, als das Gas abgekühlt und die Wärme zur Gänze in Arbeit verwandelt. Eine solche Vorrichtung nennt man auch Perpetuum mobile zweiter Art. Beides verbietet aber der zweite Hauptsatz. Eine eingehende Erörterung des Maxwell-Dämons in allgemeinverständlicher Form findet sich z. B. bei Charles H. Bennett (Bennett 1988).

Wir wollen im folgenden Maxwell-Dämon-artige Vorrichtungen betrachten, die mit realen Mitteln arbeiten und die daher Energie aufwenden müssen, um das Gleichgewicht zu stören. Da diese Energie in Form von Wärme an die Umgebung abgegeben wird, erzeugen sie also auch Entropie. Solche Vorrichtungen wollen wir Maxwell-Vorrichtungen nennen. Zusammenfassend kann gesagt werden, daß eine Maxwell-Vorrichtung, die die Entropie eines Systems senkt, indem sie dieses aus dem thermodynamischen Gleichgewicht bringt, dabei aber mindestens ebensoviel Entropie erzeugt. Im thermodynamischen Gleichgewicht gibt es also auch mit Verstand nichts zu gewinnen. Ganz anders sieht die Situation aus, wenn es darum geht, aus einem Nichtgleichgewichtssystem Energie zu gewinnen. Hier kann ein kluger Kopf durchaus mehr herausholen als andere (Zurek 1990).

Es gibt noch einfachere Maxwell-Vorrichtungen als die oben beschriebenen. Gehen wir wieder von zwei Gasvolumina gleicher Temperatur aus, die durch eine Wand getrennt sind. In der Trennwand befinde sich eine Maxwell-Vorrichtung, die Moleküle nur von links nach rechts durchläßt, nicht aber in der umgekehrten Richtung. Dann wird Dichte und Druck im rechten Volumen ansteigen, im linken Gasvolumen dagegen abnehmen. Auch diese Maxwell-Vorrichtung erzeugt also ein Nichtgleichgewicht und sie muß dafür natürlich Energie aufwenden. Genau von dieser Art sind die in den Zellmembranen der Lebewesen befindlichen Ionenpumpen. Ionen in wäßriger Lösung verhalten sich ganz ähnlich wie Gasmoleküle, man muß nur für das Reziproke des Gasvolumens die Konzentration der Ionen einsetzen. Die Ionenpumpen in den Zellmembranen bewerkstelligen den Transport der Ionen oft gegen ein beträchtliches Konzentrationsgefälle. In Muskelzellen ist die Konzentration der Kaliumionen z. B. 39mal größer als in der umgebenden interstitiellen Flüssigkeit. Für Natriumionen ist das Konzentrationsgefälle gerade umgekehrt, nämlich in der Zellumgebung 19mal größer als in den Zellen. Außerdem besteht zwischen dem Inneren der Muskelzelle und der Umgebung auch eine elektrische Spannungsdifferenz von 70 Millivolt. Um nicht auch noch elektrische Arbeit beim Transport der positiv geladenen Ionen gegen diese Spannungsdifferenz leisten zu müssen, transportieren die Na-K-Ionenpumpen gleichzeitig ein K^+-Ion nach innen und ein Na^+-Ion nach außen. Für diesen Transport verbrauchen sie die Energie eines ATP-Moleküls, was einem Wirkungsgrad von etwa 52% entspricht (Flamm 1980).

Die Lebewesen verwenden also tatsächlich Maxwell-Vorrichtungen, um ihren Nichtgleichgewichtszustand aufzubauen und aufrecht zu erhalten. Diese Maxwell-Vorrichtungen funktionieren aber in vollem Einklang mit dem zweiten Hauptsatz der Thermodynamik. Die Energie, die diese Vorrichtungen verbrauchen, ist eine der Ursachen für den Grundumsatz der Lebewesen. Ein weiterer Grund ist die Tatsache, daß durch Wärmeeinwirkung denaturierte Makromoleküle abgebaut oder repariert werden müssen und als Ersatz andauernd neue Makromoleküle aufgebaut werden. Auch Enzyme werden nach Bedarf dauernd aufgebaut und abgebaut. Die chemische Arbeit für das Knüpfen einer Peptidbindung erfordert drei ATP-Moleküle, das ist um eines mehr als bei einer Glykosidbindung, weil zur Bindung noch das Erkennen der Bausteine hinzukommt. Der Wirkungsgrad ist daher nur 22% (Flamm 1980). Diese ständige Biosynthese sichert aber den Bestand der lebenden Strukturen gegen den mit Entropiezuwachs verbundenen Zerfall. Um dem Abbau entgegenzuwirken, erneuern sich die Lebewesen andauernd.

Dieser andauernde Energiebedarf der Lebewesen wird durch den Stoffwechsel abgedeckt. Dabei nimmt das Lebewesen Makromoleküle mit großer freier Energie aus der Umgebung auf, die in den Zellen abgebaut werden.

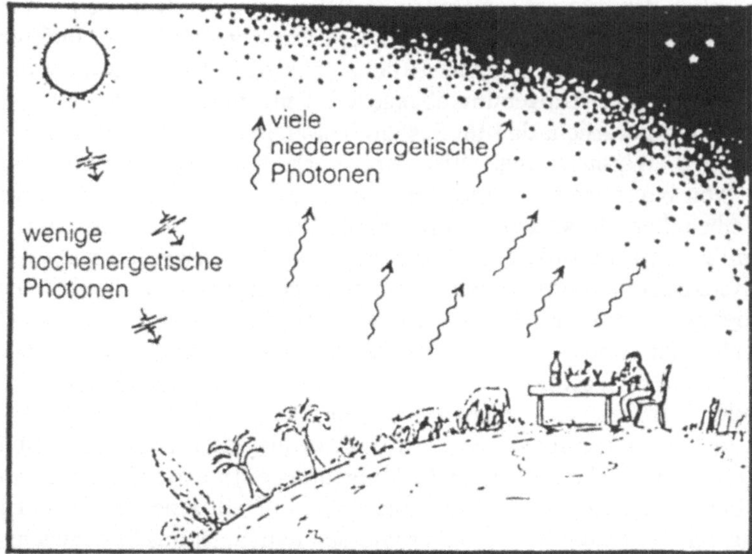

Abb. 2. Von der Sonne kommen Photonen hoher Energie und relativ niedriger Entropie auf die Erdoberfläche. Mit Hilfe der Photosynthese können die Pflanzen einen Teil dieser Energie in Zucker umwandeln. Die Abwärme kann in den Weltraum abgestrahlt werden (Penrose 1991).

Der von Schrödinger eingeführte Begriff „Negentropie“ ist für Stoffwechselvorgänge eher irreführend. Das energetische Kleingeld in lebenden Zellen sind nämlich in erster Linie ATP-Moleküle. Die in ATP-Molekülen gespeicherte freie Energie liegt aber hauptsächlich als Enthalpie vor und der entropische Anteil spielt eine eher unbedeutende Rolle (Perutz 1986). Ganz anders liegen die Dinge bei der Photosynthese, die Boltzmann 1886 im Auge hatte, als er von der Bedeutung niedriger Entropie für die Lebewesen sprach (Boltzmann 1886). Die von der Sonne auf die Erde einfallende Strahlung hat tatsächlich eine wesentlich geringere Entropie als der Temperatur auf der Erdoberfläche entspricht. Für elektromagnetische Strahlung ist die Entropie im Gleichgewicht einfach proportional der mittleren Zahl der Photonen. Wird die Sonnenstrahlung von einem schwarzen Stein absorbiert, so erwärmt sich dieser und strahlt für jedes einfallende Sonnenphoton im Mittel ungefähr viereinhalb Infrarotquanten ab (Flamm 1979). Dabei erhöht sich die Entropie der Strahlung gerade um diesen Faktor viereinhalb. Fällt der Sonnenstrahl dagegen auf das grüne Blatt einer Pflanze, so kann diese mit Hilfe der Photosynthese einen Teil der Strahlungsenergie in chemische Energie umwandeln. Die gesamte Biomasse auf der Erde ist so mit Hilfe der Sonnenenergie aufgebaut worden (siehe Abb. 2).

7 Das Fließgleichgewicht dissipativer Systeme

Wir haben oben schon mehrmals über offene Systeme gesprochen, denn jedes System, das Wärme aufnimmt oder abgibt, ist ein offenes System. Insbesondere sind auch alle Systeme, an die eine Maxwell-Vorrichtung angeschlossen ist, offene Systeme. Wir wollen uns nun einer besonderen Klasse von Systemen zuwenden, nämlich den dissipativen Systemen. Dissipative Systeme nennt man alle Systeme, in denen Entropie erzeugt wird. Diese Entropie wird dann meistens in Form von Wärme oder in Form kleiner Bruchstücke großer Moleküle, die im System zerlegt wurden, an die Umgebung abgegeben. Entropieerzeugung innerhalb des Systems bedeutet natürlich, daß im System irreversible Prozesse ablaufen. Zu diesen zählen z. B. Wärmeleitung, Diffusion, innere Reibung und chemische Reaktionen.

Von besonderem Interesse sind offene Systeme, die einen stationären Zustand beibehalten, die sich also trotz chemischer und anderer Reaktionen und Vorgänge mit Entropieproduktion, die in ihnen ablaufen, insgesamt nicht verändern. Solche Systeme führen pro Zeiteinheit ebensoviel Entropie an ihre Umgebung ab, wie in diesem Zeitraum im System produziert wurde. Um trotzdem ihren Zustand beibehalten zu können, muß diesen Systemen andauernd freie Energie z. B. in Form chemischer Substanzen zugeführt werden. Es gibt also einen einlaufenden Strom oder Fluß freier Energie in das System, der gerade den Bedarf des Systems deckt, und einen auslaufenden Strom von Entropie und meist auch chemischen Substanzen, der alle Überschüsse in die Umgebung abtransportiert. Man spricht dann von einem sogenannten Fließgleichgewicht. Für einzelne Zellen und für Lebewesen, die ihr Wachstum bereits abgeschlossen haben, ist das Fließgleichgewicht eine gute Näherung. Natürlich gibt es Fließgleichgewichte auch in der unbelebten Natur. Ein einfaches Beispiel für ein Fließgleichgewicht und gleichzeitig für einen „Stoffwechsel“ ist eine Kerzenflamme (Abb. 3).

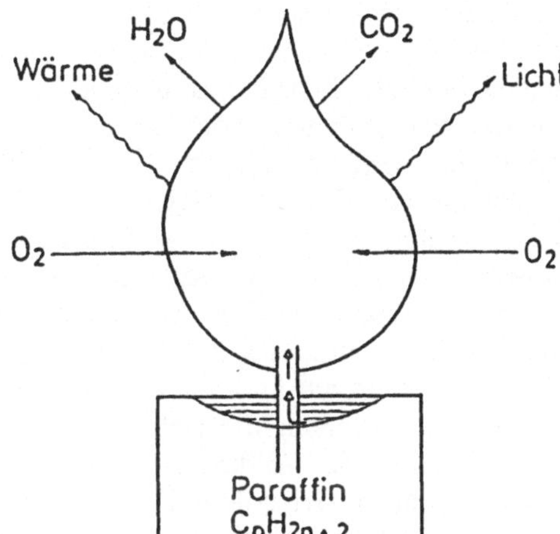

Abb. 3. Die Kerzenflamme stellt ein einfaches Beispiel für ein Fließgleichgewicht dar.

Die Kerzenflamme nimmt einen, durch ihren Docht begrenzten konstanten Fluß an flüssigem Paraffin und nach Bedarf Sauerstoff aus der Luft auf. Gleichzeitig gibt sie einen konstanten Fluß an Wärme, Licht, Wassermolekülen und Kohlendioxid an die Umgebung ab. Obwohl die Temperatur in den verschiedenen Teilen der Flamme sehr unterschiedlich ist, was man an den verschiedenen Farben der Flamme erkennt, kann man für die Kerzenflamme näherungsweise lokales Gleichgewicht annehmen. Das bedeutet, daß lokale Schwankungen etwa der Dichte oder der Temperatur exponentiell gedämpft werden. So werden etwa Konzentrationsschwankungen durch Diffusion, Dichteschwankungen durch Konvektion und Temperaturschwankungen durch Wärmeleitung, Konvektion und Strahlung ausgeglichen. Diese Ausgleichsvorgänge zwischen den einzelnen Teilen der Flamme wirken Änderungen der Temperatur- und Dichteverteilung entgegen. Es ist also nicht verwunderlich, daß sich nach einiger Zeit ein stationärer Zustand einstellt, in dem sich die Ausgleichsvorgänge und die lokale Entropie-, Wärme- und Stoffproduktion die Waage halten. Was ist nun die Bedingung, daß der lokale Energie- und Materieumsatz durch die konstanten einlaufenden und auslaufenden Ströme gerade kompensiert wird, so daß sich ein dynamisches Gleichgewicht, eben ein sogenanntes Fließgleichgewicht, einstellt? Ilya Prigogine konnte zeigen, daß die Bedingung für ein Fließgleichgewicht bei konstanten Flüssen, sofern das System nicht zu weit vom lokalen Gleichgewicht entfernt ist, darin besteht, daß die Entropieproduktion innerhalb des Systems ein Minimum annimmt. Die Natur sucht also bei stationären Verhältnissen möglichst sparsam mit ihren Ressourcen umzugehen, denn minimale Entropieproduktion bedeutet möglichst geringe Vergeudung wertvoller Energie.

Anders liegen die Verhältnisse unmittelbar beim Anzünden der Kerze. Zuerst muß genügend Wachs geschmolzen sein, damit ein konstanter Nachschub an flüssigem Paraffin durch den Docht gewährleistet ist. In der Anlaufphase ist eine höhere Temperatur nötig, um die Aktivierungsenergie, die zum Abbau und zum Entzünden des Paraffins nötig ist, zu gewährleisten. Es ist dies ein allgemeines Phänomen, daß immer, wenn etwas Neues entsteht oder ein Einfluß von außen das

Fließgleichgewicht stört, die Entropieproduktion nicht minimal ist. Bei der Entstehung neuer Strukturen kann sie sogar ein Vielfaches eines später sich einstellenden Fließgleichgewichtes ausmachen. In dieses Bild paßt es auch gut hinein, daß der menschliche Körper, wenn sein Fließgleichgewicht durch Krankheitserreger gestört wird, mit Fieber, also einer Temperaturerhöhung, die einer erhöhten Entropieproduktion entspricht, reagiert. Obwohl natürlich anzumerken ist, daß die Steuerung der Körpertemperatur ein sehr komplexer Regelvorgang ist, der keineswegs durch rein thermodynamische Betrachtungen erklärt werden kann. Für komplexe Systeme wird es zumeist eine ganze Reihe von Fließgleichgewichtszuständen geben, und eine äußere Störung kann einen Übergang von einem Fließgleichgewicht in ein anderes herbeiführen.

Wachsende Zellen, die sich schließlich teilen, befinden sich nicht in einem Fließgleichgewicht. Wolkenstein (1990, S. 146) gibt ein thermodynamisches Argument an, warum sich solche Zellen teilen. Da in den Zellen geordnete Strukturen entstehen, deren Entstehung und Aufrechterhaltung durch eine entsprechende Entropieproduktion kompensiert werden muß, ist es notwendig, Entropie nach außen abzuführen. Die Entropieproduktion erfolgt lokal in der Zelle und ist der Größe der Zelle proportional. Zur Vereinfachung der Abschätzung wollen wir annehmen, daß die Zelle kugelförmig ist. Dann wächst die Entropieproduktion mit der dritten Potenz des Radius. Der Entropiefluß von der Zelle nach außen ist dagegen der Zelloberfläche, also dem Quadrat des Radius, proportional. Für eine gesunde Zelle muß die Entropieabgabe nach außen größer sein als die Entropieproduktion im Inneren. Da aber die Entropieproduktion schneller mit dem Zellradius anwächst als die Entropieabgabe, gibt es eine kritische Zellgröße, die nicht überschritten werden kann. Damit die Entropie im Inneren der Zelle nicht anwächst, muß sich die Zelle spätestens beim Erreichen der kritischen Größe teilen.

8 Komplexe adaptive Systeme

Es ist nun hoch an der Zeit, auf einen wesentlichen Unterschied zwischen unbelebten und belebten Systemen hinzuweisen. Dieser Unterschied liegt nicht nur in der ungemein größeren Komplexität der Lebewesen, sondern auch in der Tatsache, daß die Lebewesen von ihren Vorfahren genetische Information erhalten. Diese genetische Information bestimmt nicht nur zum größten Teil ihre Struktur, sondern sie beinhaltet auch schon Strategien, wie das Wesen auf im Laufe der Evolution schon aufgetretene Veränderungen der Umweltbedingungen reagieren sollte. Sonst wäre es gar nicht möglich, daß Lebewesen solcher Komplexität andauernd neu entstehen, wenn ihr Bauplan in der durch die Evolution des Lebens in fast vier Milliarden Jahren mühsam erstellten Form nicht schon vorliegen würde. Dabei erscheint die Entwicklung vom Einzeller bis zum Menschen noch leichter vorstellbar als die ersten Schritte von der chemischen Evolution über die Selbstorganisation von Makromolekülen bis zur Bildung von Einzellern (Schuster 1987, 1992). Der Schritt von unkorrelierten chemischen Systemen zu Einzellern wie Bakterien entspricht nämlich einem Sprung von Null auf etwa zehn Millionen bit genetischer Information, wogegen der Schritt vom Einzeller zum Menschen lediglich einen Faktor zweitausend ausmacht, da das menschliche Genom etwa zwanzig Milliarden bit umfaßt. Während den natürlichen Strukturen in der unbelebten Natur ihre Form einzig durch die Naturgesetze und durch die zur Zeit ihrer Entstehung vorliegenden Umweltbedingungen aufgezwungen wird, entwickeln sich die Lebewesen relativ unabhängig von der Umwelt. Meist werden sie von ihren Eltern in geeignete Umweltbedingungen gebracht, in denen sie sich dann entsprechend ihrem genetischen Plan entwickeln können. Im Gegensatz dazu benötigen Gleichgewichtsstrukturen wie etwa ein idealer Kristall, z. B. ein schöner Diamant, keinerlei Information von anderen Diamanten. Die interatomaren Kräfte sorgen bei Vorliegen von Kohlenstoff unter den erforderlichen thermodynamischen Bedingungen automatisch für den regelmäßigen Aufbau des Kristallgitters. Sein Bauplan ist aber auch unvergleichlich einfacher als der eines Lebewesens, und ein Diamant kann auch künstlich hergestellt werden. Viel mehr Vielfalt gibt es schon bei Schneekristallen, von denen kaum je einer einem anderen ganz genau gleich ist, obwohl auch hier die intermolekularen Kräfte und die Thermodynamik bestimmend sind. Aber Schneeflocken wachsen sehr langsam in den Wolken und durchwandern während ihres Wachstums von Strömungen getragen viele Höhenschichten mit verschiedener Temperatur und Luftfeuchtigkeit, so daß fast jede Schneeflocke während ihres Wachstums etwas andere Bedingungen durchläuft. Künstlicher Schnee sieht im Vergleich zum natürlichen überhaupt ganz häßlich aus, weil er viel zu schnell unter schockartigen Bedingungen hergestellt wird. Obwohl diese Gebilde nach ganz einfachen Gesetzen, die leicht am Computer simuliert werden können, entstehen, spiegelt sich in ihrer Variabilität ihre Entstehungsgeschichte, nämlich alle Schwankungen der thermodynamischen Größen während ihres Wachstums. Sie sind bei ihrer Entstehung völlig von den Umweltbedingungen abhängig und sie können ihre Struktur nicht weitergeben. Dasselbe trifft auch für die schönen Wolkenformen zu, die wir am Himmel beobachten, und natürlich auch für die Kerzenflamme, die ein dissipatives Nichtgleichgewichtssystem darstellt. Die Variabilität der Lebewesen beruht hingegen zum Großteil auf der bereits vorhandenen Vielfalt des genetischen Materials. Nur bei ganz einfachen Strukturen wie Viren toleriert die Natur eine größere Mutationsrate. Alle höheren Lebewesen sind auf Erhaltung der genetischen Information angelegt.

9 Informationsspeichernde und -verarbeitende Systeme

Die Stärke der Lebewesen gegenüber allen Strukturen der unbelebten Natur besteht darin, daß sie Information aufnehmen und verarbeiten können. Sie sind in der Lage, aus der ihnen zukommenden Information über ihre Umwelt Überlebensstrategien zu entwickeln, die es ihnen erlauben, auch drastische Umweltveränderungen zu meistern. Eine Schneeflocke schmilzt hilflos dahin, wenn die Temperatur ansteigt, und eine Kerze verlöscht, wenn der Wind weht. Ein Lebewesen kann dagegen zielgerichtete Gegenmaßnahmen ergreifen, z. B. den Ort verlassen oder sich irgendwie gegen den Umwelteinfluß schützen. Dieses zielgerichtete Agieren ist ein charakteristisches Merkmal von Lebewesen und von Vorrichtungen, die der Mensch geschaffen hat (Majernik 1988). Die Kapazität zur Informationsspeicherung und -verarbeitung wurde im Laufe der Evolution ungeheuer gesteigert. Aber auch die Informationsverarbeitung des Menschen hat ihre Grenzen.

Als Beispiel wollen wir das Immunsystem behandeln. Das Immunsystem kann als Maxwell-Vorrichtung betrachtet werden, deren Aufgabe es ist, körperfremde Substanzen, Infektionserreger sowie veränderte Zellen, infizierte Zellen und Tumorzellen zu erkennen und zu eliminieren, also die bestehende Ordnung aufrecht zu erhalten. Die Grenzen der Informationsverarbeitung des menschlichen Immunsystems macht sich das Aidsvirus zunutze. Aidsviren sind Retroviren, die bei jeder Übertragung der etwa 10000 Nukleotide ihrer genetischen Information von der ursprünglichen Ribonukleinsäure auf Desoxyribonukleinsäure durch die DNS-Polymerase reverse Transkriptase durchschnittlich 5 Fehler machen. Daher sind keine zwei Viren einander ganz gleich und man spricht von einer Quasispezies. Die ständigen Mutationen führen im Laufe von mehreren Jahren zu einer solchen Variationsbreite, daß die Informationsverarbeitung des Immunsystems überfordert wird. Dies bewirken die Aidsviren auch direkt, indem sie zwei wichtige Informationsvermittlungszellen des Immunsystems, nämlich die Antigen-präsentierenden Zellen und die T4-Helferzellen als Wirtszellen verwenden und dadurch ausschalten. Letztlich bricht das ganze menschliche Immunsystem zusammen. Damit die genetische Information des Virus insgesamt trotz der vielen Mutationen nicht allzuweit von ihrem ursprünglichen Ansatz abdriftet, werden DNA-Stränge des Virus als sogenanntes Provirus in das Genom der Wirtszellen eingebaut. Dort sind sie vor dem Zugriff des Immunsystems geschützt und können für Kontinuität sorgen. Wir haben früher gesehen, daß man der Breite einer Wahrscheinlichkeitsverteilung eine Entropie zuordnen kann. In diesem Sinne könnte man sagen: Die Entropie der genetischen Verteilung des Virus steigt im Laufe der Jahre so stark an, daß das menschliche Immunsystem nicht mehr in der Lage ist, die seinem Bereich zukommende Teilentropie konstant zu halten. Dadurch bricht aber der Fließgleichgewichtszustand des Menschen zusammen und normalerweise ganz harmlose Erreger können zum Tode führen.

Man muß in diesem Zusammenhang stets Teilbereiche und Teilentropien betrachten, denn der rein thermodynamische Anteil der Gesamtentropie des Menschen ist um so viele Größenordnungen höher als alle relevanten Informationsentropien, daß ein direkter Vergleich dieser Größen wenig sinnvoll erscheint. Betrachten wir etwa das Gehirn des Menschen. Die Speicherkapazität des Gehirns für Informationen beträgt etwa 10^{15} bit, eine wahrhaft beeindruckend große Zahl. Schätzen wir zum Vergleich die rein thermodynamische Entropie des Gehirns ab, indem wir es durch eineinhalb Kilo Wasser approximieren, so ergeben sich etwa $6 \cdot 10^{25}$ bit – also sechzig Milliarden mal mehr. Die thermodynamische Entropie ist so ungeheuer groß, weil die Materie aus so ungeheuer vielen Atomen und Molekülen besteht. So enthält das Gehirn zwar etwa 10^{10} Neuronen, aber es enthält die gigantische Zahl von etwa $4 \cdot 10^{25}$ Wassermolekülen und noch mindestens 10^{24} organischen Molekülen, und diese ungeheuer großen Mengen machen die ungeheuer große thermodynamische Entropie aus.

Es empfiehlt sich also nur Vergleiche zwischen analogen Wahrscheinlichkeitsverteilungen zu machen. Hierzu wurde das Konzept der relativen Entropie eingeführt. Bei Vorliegen von einschränkenden Bedingungen für die Verteilungen spricht man von bedingter Entropie. Genauer auf diese Konzepte einzugehen, würde den Umfang dieses Beitrags sprengen. Ich verweise daher lediglich auf das Buch „Relative Information" von Jumarie (Jumarie 1990).

Ich möchte hier nur das von Watanabe eingeführte Konzept der Organisation eines statischen Systems erwähnen. Diese Größe ist durch die Gleichung gegeben (Watanabe 1969):

(Organisation eines stochastischen Systems)

= (Summe der Entropien seiner Teile) – (Entropie des ganzen Systems)

Bei Vorliegen einer inneren Organisation ergibt sich daraus eine positive Zahl, weil die Korrelationen zwischen den Teilen die Gesamtentropie gegenüber einem System aus unabhängigen Teilen verringern. Für ein ideales Gas im thermodynamischen Gleichgewicht erhält man aus dieser Formel Organisation Null. Das ergibt sich, weil jedes Molekül die gleiche Orts- und Geschwindigkeitsverteilung hat. Die Verteilungsfunktion für das Gesamtsystem ist, da alle Moleküle unabhängig voneinander sind, einfach das Produkt der Verteilungsfunktionen der einzelnen Moleküle. Anders steht es im Nichtgleichgewichtsfall. Hier gibt es Korrelationen, auf Grund derer die Verteilungsfunktion des Gesamtsystems nicht mehr einfach in ein Produkt zerfällt. Die Organisation eines Nichtgleichgewichtsgases ist daher größer als Null. Ähnliches ergibt sich auch für alle anderen statistischen Systeme.

Oft ist es zielführender, gleich sogenannte Korrelationsfunktionen zu betrachten. Die Entropie ist nämlich als globaler statistischer Mittelwert nicht sehr sensibel für Feinheiten der Systeme. So tritt zwar bei Phasenübergängen erster Ordnung wie Schmelzen und Verdampfen eine sprunghafte Änderung der Entropie mit der Temperatur auf. Bei Phasenübergängen zweiter Ordnung, insbesondere bei sogenannten Ordnungs-Unordnungs-Phasenübergängen in Festkörpern, bleibt die Entropie aber stetig, während sogenannte Ordnungsparameter den Übergang verläßlich anzeigen. Das gilt auch bei Nichtgleichgewichtsübergängen (Haken 1987). Auch chaotische Bereiche manifestieren sich in der Entropie nur geringfügig. Für Auswirkungen chaotischer Phänomene in der Medizin sei auf ein Buch von Bruce J. West verwiesen (West 1990).

Meinem Kollegen Prof. Walter Thirring möchte ich für kritische Bemerkungen zu diesem Manuskript danken.

Literatur

Bennett CH (1988) Maxwells Dämon. Spektrum der Wissenschaft, Januar 1988, S 48–55

Boltzmann L (1886) Der zweite Hauptsatz der mechanischen Wärmetheorie. In: Boltzmann L (1905) Populäre Schriften. Barth, Leipzig, S 40

Flamm D (1979) Der Entropiesatz und das Leben: 100 Jahre Boltzmannsches Prinzip. Naturwissenschaftliche Rundschau, 32. Jahrg, Heft 6, 1979, S 225–239

Flamm D (1980) Die Physik des Stoffwechsels. Physik in unserer Zeit, 11. Jahrg, Heft 4, 1980, S 113–122

Haken H (1987) Self-Organization and Information. Physica Scripta, Bd 35, S 247–254

Jumarie G (1990) Relative Information. Springer, Berlin Heidelberg New York Tokyo

Majernik V (1988) Biological Objects as the Functionally Organized General Systems, Int J General Systems, Bd 14, S 19–32
Penrose R (1991) Computerdenken. Spektrum der Wissenschaft, Heidelberg
Perutz MF (1987) Schrödinger's What is Life? and molecular biology. In: Kilmister CW (ed) (1987) Schrödinger Centenary celebration of a polymath. Cambridge Univ Press, Cambridge, S 234–251
Schuster P, Sigmund K (1987) Self-Organization of Macromolecules. In: Yates FE (ed) Self-Organizing Systems, The Emergence of Order. Plenum Press, New York, S 75–111
Schuster P (1992) Biological Information: its Origin and Processing. In: Wassermann C, Kirby R, Rorsdorf B (eds) The Science and Theology of Information. Labor et Fides, Genf, S 45–57
Watanabe S (1969) Knowing and Guessing. Wiley, New York
West BJ (1990) Fractal Physiology and Chaos in Medicine. World Scientific, Singapore
Wolkenstein MW (1990) Entropie und Information. Akademie-Verlag, Berlin
Zurek WH (1990) Algorithmic Information Content, Church Turing Thesis, Physical Entropy, and Maxwell's Demon. In: Zurek WH (ed) Complexity, Entropy and the Physics of Information. Addison Wesley, New York, S 73–89

Entropie und Komplexität molekularer und zellulärer Reaktionsnetze

BENNO HESS

I. Einleitung

Will man einen Einblick in die Komplexität molekularer oder zellulärer Reaktionsketten gewinnen, kann man sich die Bestimmung von Entropiedifferenzen und -flüssen zunutze machen. Auf diesem Wege gewinnt man eine Vorstellung der Freiheitsgrade eines Systems sowie heuristische Vorstellungen für experimentelle Analysen mechanistischer Zusammenhänge. So erlaubt diese Methode auch in der Medizin, normale mit mutierten und pathologischen Prozessen zu vergleichen.

Die Voraussetzung für dieses Vorgehen ist eine rigide Definition der betreffenden Systeme, ihrer Randbedingungen, der Medien und Parameter. Bei der Behandlung molekularer oder zellulärer Netzwerke ist die hierarchische Struktur der zu betrachtenden Prozesse, ihre Zeit- und Raumstrukturen, ihr dynamisches Verhalten, insbesondere auch in Hinblick auf Bifurkationsbedingungen sowie ihre energetische Offenheit zu berücksichtigen. Man betrachtet also im Rahmen der zeitlichen und räumlichen Organisation Teilentropien (siehe Flamm 1992). Da es sich um dynamische Vorgänge handelt, sind für derartige Analysen besondere meßtechnische Voraussetzungen erforderlich.

Im folgenden möchte ich einige Beispiele nennen, die zeigen, daß es gelingt, durch Bestimmung entropischer Größen Einblicke in die Komplexität vernetzter Reaktionssysteme zu erhalten. Zunächst möchte ich über die Aktivierungsentropie eines intramolekularen Übergangs im Verlauf des Photozyklus von Bakteriorhodopsin als Indiz der Komplexität intramolekularer Umwandlungen berichten. Anschließend soll anhand der Kolmogorov-Entropie der dynamische Ordnungsgrad enzymatischer Reaktionsketten sowie räumlicher Muster in einem reaktiven Medium dargestellt werden.

II. Aktivierungsentropie eines thermalen Überganges in Bakteriorhodopsin

Bakteriorhodopsin ist ein Membranprotein von Salzbakterien, das bei Belichtung, unter Isomerisierung von intramolekularem Retinal von der All-trans in die 13-cis-Konfiguration, Wasserstoffionen über eine intramolekulare Reaktionskette, vektoriell vom Inneren der Bakterien nach außen pumpt. Um die Komplexität

Tabelle 1. Enthalpie- und Entropie-Differenzen zwischen zwei Intermediaten des Photozyklus von Bakteriorhodopsin

pH	ΔE_{ON} kJ/mol	ΔS_{ON} J/mol K	$\Delta E'_{ON}$ kJ/mol	$\Delta S'_{ON}$ J/mol K
4,0	63,3 ± 4,2	231,0 ± 12,6	73,2	273
7,0	72,4 ± 2,1	247,8 ± 8,4	74,9	264,6
8,0	77,8 ± 0,8	256,2 ± 4,2	77,8	256,2
9,0	74,9 ± 2,1	235,2 ± 8,4	81,6	243,6
10,0	35,6 ± 2,1	96,6 ± 4,2	85,8	235,2

$\Delta E'_{ON}$, $\Delta S'_{ON}$: Enthalpie- + Entropie-Differenzen für 256,2 J/mol K sowie 77,8 kJ/mol

eines einzelnen wohldefinierten, intramolekularen Übergangs zu bestimmen, läßt sich die Untersuchung der Differenz der Aktivierungsentropie unter Benutzung der van't Hoffschen Gleichung heranziehen, die die Beziehung zwischen der Konzentration der Intermediate, der Temperatur und den Enthalpie- und Entropiedifferenzen herstellt (Chizhov et al. 1992; siehe auch Ackermann 1992).

Der Übergang vom sogenannten N- in das O-Intermediat, hinter dem sich die Rückisomerisierung von 13-cis-Retinal in das All-trans-Retinal und begleitende Protonierungen verbergen, eignet sich für eine derartige Analyse. Bestimmt man mit Hilfe der Photolyse und Temperatursprungmethode über einen großen Temperatur- und pH-Bereich (von 0–60 °C und pH 4–10) die Übergangskonzentration des sogenannten O-Intermediates, so lassen sich die Enthalpie- und Entropiedifferenzen für den Übergang erhalten, wie auf Tab. 1 zusammengestellt ist (Chizhov et al. 1992). Wir finden eine Entropiedifferenz im Bereich von 250 J/mol K. Diese Differenz zeigt, daß eine Änderung von etwa 10–20 Bindungen im Protein, einschließlich Wasserstoffbrückenbindungen und van der Waal-Bindungen an diesem Übergang beteiligt sein müssen.

Die Berechnung beruht auf folgender Betrachtung: Wenn alle Bindungen der beteiligten Gruppen gesättigt sind, liegt der typische Winkel für erlaubte Rotationsbewegungen in der Größenordnung von einem Radian. Wenn nun der Rotationsfreiheitsgrad einer Gruppe im Verlauf einer intramolekularen Umwandlung aufgetaut wird, wächst die Zahl der erlaubten Rotationen um 2π Radiants. Dies bedeutet, daß die Aktivierung von einer Gruppe des Eiweißkörpers von einer Entropieänderung von jeweils etwa $\Delta S \approx k \ln(2\pi) \approx 2k = 16{,}8$ J/mol K (k = Boltzmann-Konstante) begleitet sein muß. An dem gemessenen Übergang mit einer Entropiedifferenz von 250 J/mol K ist also die Thermalisierung von ca. 15 Gruppen beteiligt. Daraus folgt weiter, daß das sogenannte O-Intermediat im Vergleich zu dem N-Intermediat ungeordnet ist und daß dieser intramolekulare Übergang im Verlaufe der Gesamtreaktion von Bakteriorhodopsin überraschend kompliziert konstruiert ist. Dieses Ergebnis wirft ein interessantes Licht auf die Optimierungskonstrukte essentieller Makromoleküle von Archebakterien im Evolutionsprozeß (Chizhov et al. 1992).

III. Die Kolgomorov-Entropie und der Ordnungsgrad eines dynamischen Systems

Lebende Prozesse sind durch innere Ordnung oder Unordnung – je nach dem Grad eines Prozesses oft nebeneinander in einem Organismus oder einem Organ – gekennzeichnet. In der klassischen Pathologie erscheinen Ordnung oder Unordnung gewöhnlich in Form quasistatischer biochemischer Signale und pathologisch-anatomischer Muster als Schnappschüsse einer krankhaften dynamischen Entwicklung. Entscheidend für die Quantifizierung der Dynamik eines Prozesses ist die Beobachtung einer Symptomatik als Zeitfunktion. Ist man in der Lage, physikalisch-chemische Signale eines dynamischen Prozesses im Zeitverlauf kontinuierlich oder diskontinuierlich, global wie lokal, zu registrieren, so läßt sich der Grad einer dynamischen Ordnung, seiner Komplexität, Stabilität und Instabilität durch die Beziehung der Kolmogorov-Entropie zum Lyapunov-Exponenten und schließlich zur Lyapunov-Dimension bestimmen (siehe Farmer 1982, Shaw 1981 und Schuster 1992).

Definiert man die Kolmogorov-Entropie durch die Entropiegleichung (S) von Shannon und Weaver (1949), so ergibt sich, daß die Kolmogorov-Entropie proportional der *Rate* ist, mit der Information über den Zustand eines dynamischen Systems im Zeitverlauf verloren geht:

$$S \propto -\Sigma P \log P \quad \text{(Shannon und Weaver 1949)} \qquad (1)$$

und

$$K \propto -\frac{1}{N\tau}\Sigma P \log P \quad \text{(Kolmogorov 1959)} \qquad (2)$$

(Definitionen der Wahrscheinlichkeiten (P) für S und K siehe Schuster 1989).

Man kann zeigen, daß (bei eindimensionaler Behandlung) die Kolmogorov-Entropie bei Vorliegen von deterministischem Chaos ein positives Vorzeichen hat, bei zufälligen Abläufen nach unendlich strebt und bei regelmäßigen Prozessen gleich Null wird. Die Kolmogorov-Entropie (K) ist damit ein Maß zur Charakterisierung dynamischer Prozesse. Bei eindimensionaler Behandlung ist die Kolmogorov-Entropie gleich dem Lyapunov-Exponenten. Farmer sowie Kaplan und Yorke haben schließlich gezeigt, daß sich aus dem maximalen Lyapunov-Exponenten die Lyapunov(= Informations)-Dimension gewinnen läßt (technische Details siehe Farmer 1982, Shaw 1981 und Schuster 1992).

Der maximale Lyapunov-Exponent läßt sich nun aus experimentellen Beobachtungen von Zeitabläufen biochemisch-biologischer Umsetzungen oder räumlichen Musterentwicklungen direkt bestimmen.

Typische Beispiele von Zeitabläufen sind auf der Grundlage experimenteller Beobachtungen an verschiedenen Systemen auf der Abb. 1 zusammengestellt. Die Dimensionen gelten für getriebene Reaktionen und sind am Beispiel der zellfreien Glyolyse aus Hefe sowohl theoretisch wie biochemisch-experimentell bestimmt worden.

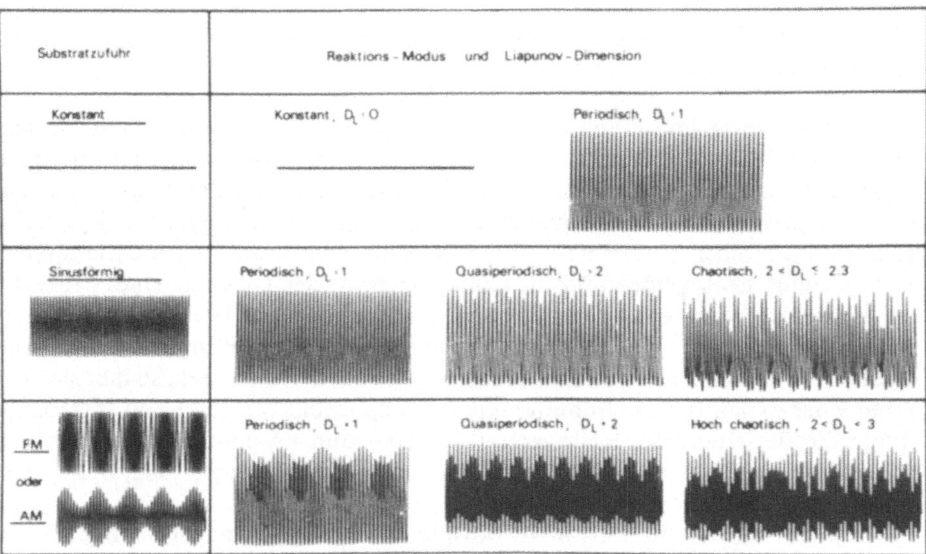

Abb. 1. Überblick über verschiedene dynamische Bereiche in chemisch-biochemischen Systemen. Als Maß der Komplexität der Dynamik dient die Lyapunov-Dimension

Die Dimensionen können ganzzahlig oder fraktal sein. Im Fall der Glykolyse fanden wir, daß die Dimension immer kleiner als drei ist. Daraus folgt, daß drei Variablen im Phasenraum ausreichen, um die Dynamik der Glykolyse erschöpfend zu beschreiben, obwohl an dem Prozeß wesentlich mehr Metaboliten beteiligt sind. Mit anderen Worten, die Glykolyse hat drei Freiheitsgrade und zu ihrer theoretischen Darstellung reichen drei homogene Differentialgleichungen 1. Ordnung aus (Markus und Hess 1985; Markus et al. 1985a, b; Hess et al. 1989; Hess 1990).

Betrachtet man nun mit denselben Verfahren räumlich entwickelte Prozesse, so läßt sich der räumliche Ordnungsgrad eines chemisch-biochemischen Reaktionssystems bestimmen. Zur Darstellung des Verfahrens eignet sich die Belousov-Zhabotinsky-Reaktion, die zeitlich periodisch verläuft und bei räumlicher Ausbreitung zur Bildung von chemischen Wellen, konzentrischen Ringen, Spiralen oder chaotischen Stoffverteilungsmustern führt. Experimentell können die Übergänge zwischen den verschiedenen Formen einfach ausgelöst und der jeweilige Ordnungsgrad durch zweidimensionale Spektrophotometrie direkt analysiert werden (Hess 1992; Markus et al. 1987).

Die diesen Formen zugrunde liegenden chemischen Mechanismen werden durch Reaktionsdiffusionsgleichungen sowie nach Geometrisierung durch die Eikonalgleichung beschrieben. Analoge Ansätze gelten auch für Reaktionsdiffusionsprozesse biologischer Systeme und wurden bei der Untersuchung der Spiralbildung von Schleimpilzen mit Erfolg angewandt (siehe Hess 1992).

Die räumlichen, reversiblen Übergänge der Belousov-Zhabotinsky-Reaktion lassen sich einfach und mit hinreichender Genauigkeit mit Hilfe der Darstellung durch zelluläre Automaten simulieren. Ohne auf die experimentellen Belege derar-

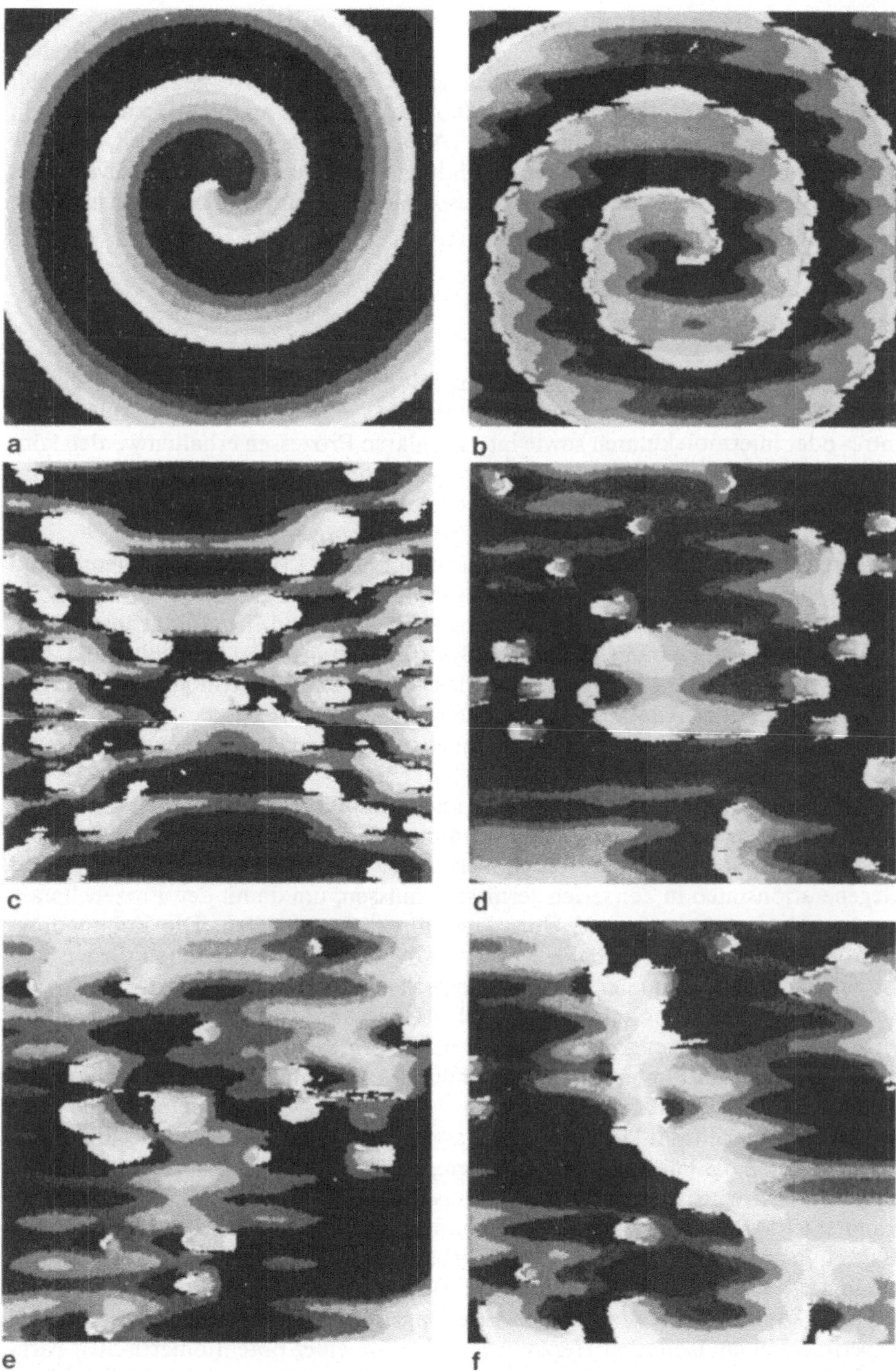

Abb. 2. Simulation der Entwicklung von räumlich-zeitlichem Chaos aus einer hochgeordneten Spiralform

tiger Untersuchungen hier im einzelnen einzugehen, soll das Ergebnis einer Simulation im folgenden gezeigt werden. Abbildung 2 zeigt Ausschnitte eines typischen Übergangs von einer Spiralform in räumliches Chaos. Der Übergang ist reversibel. Die Bestimmung des maximalen Lyapunov-Exponenten ergibt, wie zu erwarten, im Falle einfacher stabiler Spiralwellen (Abb. 2a) einen Wert von Null, im Falle der ungeordneten Muster auf der Abbildung (Abb. 2c–f) einen positiven Wert von 0,05–0,06, der für deterministisches Chaos typisch ist (Markus et al. 1991; Markus und Hess 1990; Hess 1992).

IV. Ausblick

Die Beispiele zeigen, daß mittels nichtinvasiver physikalischer Techniken direkte Einblicke in den inneren und äußeren Ordnungsgrad komplizierter Abläufe bei intra- oder intermolekularen sowie interzellulären Prozessen erhalten werden können. Durch Bestimmung der klassischen thermodynamischen Entropie von intramolekularen Übergängen gewinnt man einen Einblick in die Änderung von Freiheitsgraden sowie in die Komplexität eines Übergangs.

Durch Bestimmung der Kolmogorov-Entropie, dem Lyapunov-Exponenten und der abgeleiteten Informationsdimension erhält man ein globales Maß der Komplexität, der Ordnung und Unordnung, der Stabilität und Instabilität sowie ebenfalls der Zahl der Freiheitsgrade eines Systems. Daraus folgt schließlich die Zahl der an einem Prozeß beteiligten Variablen. Dieses Maß ist von großem heuristischen Wert bei der Analyse von vernetzten Prozessen wie sie bei multizellulären Systemen vorliegen. Das Verfahren kann ebenfalls direkt auf die Analyse räumlicher Ordnungen angewandt werden.

Will man die Dynamik, die Stabilität und Instabilität normaler oder pathologischer zellulärer Systeme analysieren, wird man den dynamischen Verteilungsgrad, die Verteilungsmuster der zellulären Netze, ihre Wechselwirkungen, Zerfalls- und Regenerationsraten in Zeitserien vermessen müssen, um damit den Prozeßcharakter krankhafter Abläufe und Übergänge direkt darzustellen. Die Kolmogorov-Entropie kann hier als globales Kriterium dynamischer Funktionen dienen und ist zum Vergleich normaler mit pathologischen Zuständen geeignet.

Als Beispiel pathologischer dynamischer Übergänge soll abschließend eine Störung des Herzreizleitungssystems erwähnt werden. Schon vor langer Zeit wurde vermutet, daß sich hinter den Arrhythmien des Herzmuskels spiralförmige Erregungswellen in begrenzten Abschnitten des Herzmuskels verbergen (siehe Hess 1992). Das neuromuskuläre Herzleitungssystem dieses Muskels hat wie alle neuronalen Systeme die Fähigkeit der Selbsterregbarkeit und Oszillation. Bei gesunden Verhältnissen wird das System vom Sinusknoten im Vorhof des Herzens in bekanntem Rhythmus erregt und übernimmt vollsynchronisiert die Aktionspotentiale entlang ihrer quasilinearen Leitungsbänder. Ist durch physikalische oder pathologisch-anatomische Störung die Fortleitung verlangsamt oder ganz verhindert, so können sich spiralförmige Erregungswellen entwickeln. Kürzlich wurde experimentell am isolierten Herzmuskel mit Hilfe einer potentiometrischen Farbstofftechnik und geeigneter fluorometrischer Meßtechniken gezeigt, daß in Herzmuskelabschnitten während der autonomen Tachykardie Spiralwellen auftreten.

Die Vermessung des kritischen Radius im Kern der Spirale ist von großem Interesse für die Pathologie der Rhythmusstörungen des Herzens, da sie einen Hinweis auf das kritische Zellvolumen gibt, das betroffen sein muß, damit Arrhythmien entstehen. Betrachtet man die groben Abmessungen des Spiralkerns, der Wellenpropagation des Aktionspotentials, Wellenfrontkurvatur sowie die apparente Transportkonstante der Erregungsleitung, so kann man unter Benutzung der obengenannten Eikonalgleichung ein Kernvolumen in der Größenordnung von etwa 100 Zellen berechnen. Mit anderen Worten: zur Entstehung des Phänomens ist die pathologisch-anatomische Störung von etwa 100 Zellen erforderlich. Dies liegt in der gleichen Größenordnung wie im Falle anderer Spiralformbildung – wie z. B. bei Schleimpilzen – und weist auf die kritische Zellzahl für Nukleationsvorgänge in biologischen und pathologischen Prozessen allgemein hin. Die experimentell und im Modell beobachteten Übergänge des Leitungssystems können in gleicher Weise, wie oben beschrieben, durch den Lyapunov-Exponenten quantifiziert werden (Hess 1992).

Literatur

Ackermann Th (1992) Physikalische Biochemie. Springer-Verlag, Berlin Heidelberg New York

Chizhov I, Engelhard M, Chernavskii DS, Zubov B, Hess B (1992) Temperature and pH sensitivity of the O640 intermediate of the bacteriorhodopsin photocycle. Biophys J 61:1001–1006

Farmer JD (1982) Information Dimension and the Probabilistic Structure of Chaos. Z Naturforsch 37a:1304–1325

Flamm D (1993) Über die Entropie-Bilanz offener Systeme. S. dieses Buch

Hess B (1990) Order and chaos in chemistry and biology. Fresenius J Anal Chem 337:459–468

Hess B (1992) Spiralen in Chemie und Biologie. Nova Acta Leopoldina NF 67:73–96

Hess B, Markus M (1985) Cellular Metabolism and Transport. In: Temporal Order. Springer-Verlag, Berlin Heidelberg New York, S 179–190

Hess B, Markus M, Müller SC, Plesser T (1989) Nonlinear Dynamics in Chemistry and Biology. Nova Acta Leopoldina NF 61:79–101

Markus M, Hess B (1985) Dimension and Lyapunov Exponents of a Strange Attractor from Biochemical Data. In: Temporal Order. Springer-Verlag, Berlin Heidelberg New York, S 191–193

Markus M, Hess B (1990) Isotropic cellular automation for modelling excitable media. Nature 347:56–58

Markus M, Krafczyk M, Hess B (1991) Randomized Automata for Isotropic Modelling of Two- and Three-Dimensional Waves and Spatiotemporal Chaos in Excitable Media. In: Nonlinear Wave Processes in Excitable Media, New York, S 161–182

Markus M, Kuschmitz D, Hess B (1985 a) Properties of Strange Attractors in Yeast Glycolysis. Biophys Chem 22:95–105

Markus M, Müller SC, Hess B (1985 b) Observation of Entrainment, Quasiperiodicity and Chaos in Glycolyzing Yeast Extracts under Periodic Glucose Input. Ber Bunsenges Phys Chem 89:651–654

Markus M, Müller SC, Plesser T, Hess B (1987) On the Recognition of Order and Disorder. Biol Cybern 57:187–195

Schuster HG (1989) Deterministic Chaos: an Introduction. VCH Verlagsgesellschaft GmbH, Weinheim

Shannon CE, Weaver W (1949) The Mathematical Theory of Information, University of Ill Press, Urbana

Shaw R (1981) Strange Attractors, Chaotic Behavior, and Information Flow. Z Naturforsch 36a:80–112

Dissipative Prozesse und Pathogenese

VOLKER BECKER

Das lateinische Wort *dissipatio* bedeutet – wie in jedem lateinischen Lexikon nachzulesen ist – Zerstreuung, Zersplitterung, in der Rhetorik auch Zergliederung eines Begriffes; dementsprechend dissipatus zerstreut, nicht zusammenhängend, unverbunden, dissipo (dissupo) zerstreuen, ausbreiten, verteilen, aber auch verschleudern, vergeuden. Man sieht, daß man das Wort Dissipation in weitem Sinne verwenden kann. Die moderne Physik hat – unter dem Einfluß von Prigogine – diesen Begriff für ganz bestimmte „Zerstreuungen" von Stoffen und Energie benutzt, die zu Selbstorganisationszuständen führen können.

Dissipation von Energie entspricht der Entropieerzeugung. Dissipative Systeme nennt man offene Systeme, in denen Entropie erzeugt wird. Diese Entropie wird dann (meistens) in Form von Wärme oder in Form kleiner Bruchstücke großer Moleküle, die im System zerlegt werden, an die Umgebung abgegeben. „Dissipative Strukturen stellen den einfachsten Fall des Phänomens spontaner Selbstorganisation in offener Evolution dar" (Jantsch 1992). (Dazu im Gegensatz: Konservative Selbstorganisation durch anziehende und abstoßende Kräfte im System gleichgewichtig.)

Dissipative Prozesse können zu dissipativen Strukturen führen. Dissipative Prozesse sind zur Bildung von dissipativen Strukturen – in Selbstorganisation als neue Ordnung mit Energie aus der Umgebung – befähigt, die (Prigogine und Stengers 1990) „einer gewaltigen Schwankung entspricht, welche durch den Energieaustausch mit der Umgebung stabilisiert wird". Sie halten ein Fließgleichgewicht (v. Bertalanffy 1951). Das Fließgleichgewicht der offenen Systeme weist eine kybernetische Selbststeuerung auf, die an der Homöostase z. B. des Blutzuckers, der Kalziumwerte im Blute und vieler „Laborwerte" klar wird. Während im offenen System fern vom Gleichgewicht Ordnung aufrechterhalten wird oder über Instabilitäten neue Ordnungen entstehen können, wird die Ordnung nahe dem Gleichgewichtszustand zerstört. Das offene System „ist tot". „Erst mit dem Tode beginnt der uneingeschränkte Zerfall der geordneten Strukturen nach dem Zweiten Hauptsatz der Thermodynamik" (Flamm 1993).

Ein gewisser Schwierigkeitsgrad liegt in der Unterscheidung von dissipativen *Prozessen* – Entropieerzeugung beim Stoffwechsel – von den dissipativen *Strukturen* durch Selbstorganisation. Dissipative Prozesse sind mit chemischen Umsetzungen verbunden.

„Dissipative Strukturen sind dynamische Ordnungszustände, die nur durch einen Metabolismus, eine ständige Energiedissipation unterhalten werden können .... Sie resultieren (in Form räumlicher Muster) aus der Überlagerung von Mate-

rientransport mit synchronisierter, periodischer Umwandlung und sind als solche nicht in additiver Weise aus Unterstrukturen zusammensetzbar .... Die zur Ausbildung der dissipativen Strukturen vorhandenen Wechselwirkungen beruhen auf konservativen Kraftwirkungen, wie auch die permanente räumliche Fixierung dissipativer Muster der stabilisierenden konservativen Kraft bedarf" (Eigen und Winkler 1985).

In der Tat hat die klassische Physik Schwierigkeiten mit den offenen Systemen. Sie geht so weit, daß als Ausweg vorgeschlagen wird, das Universum als geschlossenes System sich vorzustellen und sie damit dem Chaosgedanken nahe kommt. Wolkenstein bezeichnet das Problem als „hinreichend einfach": „Man muß das offene System zusammen mit seiner Umgebung – mit den Stoff- und Energiequellen – betrachten und dies alles gemeinsam durch eine adiabatisch abschließende Umhüllung von der Umwelt trennen" – damit ist das offene System zu einem geschlossenen geworden. Als Beispiel für ein derartig abgeschlossenes „eigentlich" offenes System wird die Kabine eines Raumschiffes mit einem Kosmonauten als Modell angegeben.

Offene Systeme haben für die Physik die Problematik z. B. eines meteorologischen Wetterberichtes mit der Kenntnis von vielen – aber eben nicht genügenden – Fakten, so daß jederzeit eine Änderung durch zunächst unwichtig erscheinende Ursachen möglich ist. Die zunächst nur klein erscheinenden Ursachen können durch dissipative Prozesse verstanden werden, die dann zu dissipativen Strukturen führen.

Die exakten Definitionen der Physik beziehen sich häufig und in erster Linie auf geschlossene Systeme und können nicht ohne weiteres auf offene Systeme übertragen werden, mit denen es die Biologie und vor allem die Humanmedizin immer zu tun hat. Die Medizin kann nicht in gleichwertig exakt definierten Begriffen denken, weil die größere Komplexität des offenen Systems – und schließlich des menschlichen Organismus – mit größeren Unschärfen zu rechnen hat. Die entscheidende Schwierigkeit der Übertragung physikalischer Erkenntnisse – und Begriffe – auf die Biologie liegt in der Beschreibung offener Systeme mit Hilfe von erkannten Vorgängen an geschlossenen Systemen. Dies ist der Grund, warum nicht von Gleichheiten (und Gleichungen) gesprochen werden kann, sondern von Äquivalenten. Das offene System fordert – definitionsgemäß – den Import und Export von Energie in Kommunikation mit der Umgebung. Auf den menschlichen Organismus übertragen ist dies die Charakterisierung des Stoffwechsels.

Bestrebungen, physikalische Erkenntnisse (und Begriffe) auf biologische Vorgänge anzuwenden, sind nicht unbedingt neueren Datums. Die Medizin hat im Zeitalter der Naturwissenschaft logischerweise immer wieder Anleihen gemacht. Der Versuch, das Molekül mit der Zelle, das Atom mit dem Individuum (R. Virchow) zu vergleichen, deutet diese Bestrebungen an. Die Versuchung, diese Begriffe weiter auf soziologische Bereiche zu übertragen, liegt nahe: So werden offene Systeme der Zellen oder Organe mit Städten und Staaten verglichen.

Neuerdings ist die Versuchung kurzschließender und daher kurzschlüssiger Inanspruchnahme physikalischer Begriffe übermächtig geworden, z. B. Begriffe der Chaosforschung mit biologischen Katastrophen und „Unordnung" gleichzusetzen. Die Gefahr dieser Versuchung besteht in der einfachen nomenklatorischen

Anwendung, nicht im begrifflichen Vergleich: Herzinfarkt, Arrhythmien, malignes („ungeordnetes") Wachstum sind nicht „chaotisch", nur andersgesetzlich.

Das einfachste und vielleicht übersichtlichste Beispiel von Dissipation, das aber auch Gefahr läuft, an der nomenklatorischen Oberfläche zu bleiben, ist die Metastasierung. Die „Streuung" (Zerstreuung) eines Tumors über Zellembolie und Metastasenbildung zeigt den Krankheitsvorgang in der Dissipation – mit der für unser Problem wichtigen Konsequenz, daß nun u. U. die „dissipative Struktur", sagen wir die Gehirnmetastase, im Symptomenbild, also in den Krankheitserscheinungen, die Führung übernimmt. Es liegt eine deutliche *Akzentverschiebung* der pathophysiologischen Störungen und der vordergründigen Symptome vor. Dieses Vorganges wegen bedarf es keines Rückgriffes auf physikalische Denkkategorien und Nomenklaturen. Bei der Frage nach der Herkunft organismischer vielleicht nicht vorhersehbarer und vorhergesehener, also nicht determinierter Reaktionen im Krankheitsgeschehen sollten wir von dem physikalischen Denken lernen, auch wenn die Verhältnisse der Biologie ein so klares formelhaft-mathematisches System nicht ermöglichen. Und es scheint, daß offene Systeme der *Biologie* im Beispiel besser erkennbar werden als die schwer berechenbaren physikalischen Beispiele.

Die Übernahme der wohldefinierten Begriffe der Physik auf die offenen Systeme der Biologie, in die Krankheitslehre, kann manche Zusammenhänge klären, einordnen helfen. Andererseits kann eine solche äquivalente Benutzung durch medizinische und biologische Beispiele helfen, die physikalischen Begriffe besser zu verstehen.

Wie in der Physik dissipative Prozesse und dissipative Strukturen in ihrer Art mitbestimmt werden, z. B. durch das Gravitationsgesetz oder das Magnetfeld der Erde (Prigogine und Stengers 1990), so können dissipative Krankheitsprozesse nicht ohne Einfluß der Grundkrankheit, der Vorschädigung, der Abwehr, der Kompensationsvorgänge verstanden werden. Dissipative Prozesse sind gegen die regelhafte Stabilität gerichtet und bilden neue – passagere – Krankheitskomplexe. Ein einleuchtendes Beispiel für offensichtliche Entropie-Erzeugung in dem offenen System des menschlichen Organismus ist das Fieber: Hier handelt es sich um *dissipative Prozesse* des Stoffwechsels. Ähnlich treten dissipative Prozesse bei meist unerwünschten Nebenwirkungen von Pharmaka in Erscheinung. Nebenwirkungen von Pharmaka sind dissipative Prozesse, die in ihrem Ausmaß nicht ohne weiteres vorauszusehen sind. Überwiegen diese, dann bestimmen sie die Krankheitsprozesse, den Krankheitsverlauf und die Krankheitserscheinungen (Symptome), die möglicherweise behandlungsbedürftig sind oder zum Absetzen des determinierten Arzneistoffes führen können (z. B. Depression des Knochenmarks bei Chemotherapie, Magenerosionsblutung bei Antirheumatika u. dgl.). Dissipative Prozesse in den biologischen Vorstellungen werden deutlich an den Verschiedenheiten von physikalischen und biologischen Experimenten, z. B. bei der Arzneimittelprüfung. Die anerkannte Tatsache, daß Arzneimittelprüfungen statistisch zu erfolgen haben, daß bei ihnen der klare exemplarische Vorgang nichts wiegt, ist auf die Dissipation der Wirkungen in der Vielfalt des biologischen Systems zurückzuführen.

In Anlehnung an die alte – vielleicht sogar überholte – Begriffsbestimmung wollen wir die „verordnete", gewollte Wirkung des Arzneimittels als eine determinierte bezeichnen. Es wird damit die Unterscheidung zu der dissipativen Wirkung deutlich, gleichgültig ob sie als Struktur oder als Prozeß eine gestörte Funktionsbeeinflussung bedeutet. Manchmal beherrschen die Symptome der dissipativen Prozesse so die Szene, daß die Symptome der Grundkrankheit reduziert (relativiert), „gebessert", therapiert erscheinen. Dissipative Prozesse als Nebenwirkungen sind bekannt, erkannt, werden behandelt, vielleicht auch beherrscht. Dissipative Prozesse als „Nebenkrankheiten" können auch aus Gründen der Kompensation entstehen.

Bei der Multimorbidität des alten Menschen gibt es Krankheitskomplikationen unterschiedlicher Kategorie – wenn man zunächst einmal von der akuten Krankheit absieht –, die sich auf einen multimorbiden Organismus aufpfropfen können. Es gibt mehrere Möglichkeiten des pathogenetischen Zusammenhanges:

1. Linear fortgeleitete (kohärente) Krankheitsereignisse

Beispiel: Bei einer fortgeschrittenen Osteoporose, die klinische Beschwerden macht, die vielleicht sogar zu einer Kyphose der Brustwirbelsäule geführt hat, tritt leicht ein Emphysem hinzu. Eine weitere als Adaptation aufzufassende (und damit nicht als Komplikation geltende) Erscheinung bedeutet das Cor pulmonale. Hier sind alle Krankheitsvorgänge *linear* abzulesen. Die Komplikationen sind zu einem Großteil linear zu verfolgen. Das Bedürfnis, lineare Krankheitsverläufe und damit auch lineare Sterbenstypen (J. Leiss 1982) zu verfolgen und dabei Komplikationen in der Linearität zu sehen – in unserem Beispiel: chronische Bronchitis, Bronchopneumonie – rührt von der praktisch ärztlichen Tätigkeit her. Ganz besonders steht der Pathologe vor der Aufgabe, „den Fäden nachzuspüren, die die eine Krankheit mit der anderen verknüpfen" (Hamperl 1967).

2. Additive Erkrankungen („Läuse und Flöhe")

Beispiele von additiven Krankheiten füllen die Praxis des Hausarztes in Form der Multimorbidität der Alten. Man denke an Gicht und Diabetes mellitus, zwei Stoffwechselleiden, die dauerhaft behandelt werden können, nebeneinander bestehen und einander nicht wesentlich beeinflussen, höchstens über die Konstitution und die erbliche Belastung in Zusammenhang gebracht werden können. Sie können – wechselweise – kritisch werden dadurch, daß zu den bestehenden chronischen Krankheiten eine akute Krankheit hinzutritt. Bei den genannten Stoffwechselerkrankungen können z. B. Nierenbeteiligungen vorkommen, die einander Konkurrenz machen.

3. Potenzierende Krankheiten

Darunter kann man verschiedenartige Krankheitsprozesse verstehen, die einander beeinflussen und den Effekt, schließlich das Versagen, gegenseitig verstärken.

Beispiel: Das Hypertonikerherz wird durch dauernd erzwungene Mehrarbeit vergrößert. Eine gleichzeitig bestehende Koronarsklerose kann den erhöhten Bedarf des hypertrophischen Herzmuskels nicht mehr decken, so daß gesteigerter Bedarf und mangelnde Blutzufuhr sich potenzieren. Die Insuffizienz wird manifest nicht *nur* wegen der Koronarsklerose und nicht *nur* wegen der Hypertrophie, sondern wegen des Zusammentreffens beider. Jedes Hypertonikerherz ist latent koronarinsuffizient („kritisches Herzgewicht"), die Krankheit(en) können kritisch werden, wenn etwa eine Blutverteilungsstörung (körperliche und seelische Anstrengung, aber auch banale Dinge wie voller Magen u. ä.) den Bedarf nur um ein geringes steigert.

4. „Zweite Krankheit"

R. Rössle hat diesen Begriff eingeführt. Seine Vorstellungen von der „zweiten Krankheit" beruhen auf Beobachtungen, deren Zusammentreffen statistisch unabweisbar, deren innerer Zusammenhang mit der ersten Krankheit aber nicht ohne weiteres klar gewesen war. Es handelt sich um ein „zweites Leiden, das sich erst auf der Basis eines anderen ... ganz verschiedenen pathologischen Geschehens entwickelt hat" (Rössle 1913), z. B. Ulcus ventriculi bei Lungenerkrankungen.

Rössle nimmt die Komplikation der „determinierten" Krankheit aus. Hamperl (1967) ist dem Begriff der „zweiten Krankheit" nachgegangen und hat denkbare Verbindungen aufgezeigt. Es ist verständlich, daß durch weitere Erkenntnis der einzelnen Krankheitsbedingungen die Zusammenhänge deutlicher werden – dann muß die „Zweite Krankheit" in die Kategorie der linearen, potenzierten oder dissipativen Krankheiten „verlegt" werden.

5. Und schließlich gibt es Dissipative Krankheitszustände...

Dissipative Prozesse sind auch linear, wenn auch nicht gradlinig. Durch die „Zick-zack-Linie" der Pathogenese mit der Akzentverschiebung der klinischen Symptomatik, des unterschiedlichen Organbefalls und auch mit den scheinbar ganz krankheitsfern gelagerten Komplikationen zeigt sich ein weites Spektrum. Als Beispiel sei wieder

a. auf die Nebenwirkungen von Arzneimitteln hingewiesen, die zu Unrecht als „iatrogene Krankheitszustände" bezeichnet werden. Wenn unter der Einwirkung von Chemotherapie auch die Hämatopoese im Knochenmark deprimiert wird, unter antibiotischer Therapie die kommensalen Bakterien pathogenetisch wirksam werden, dann sind das dissipative Prozesse, die mehr oder weniger einzukalkulieren sind. Diese dissipativen Prozesse haben dann entsprechend den physikalischen Vorbildern zu einer „Selbstorganisation von Krankheit" geführt. Bei der Multimorbidität des alten Menschen sollte man prüfen, was durch eine Dissipation zu einer „selbstorganisierten" Krankheit geführt hat.

b. Bei dem renalen Hochdruck muß die Nierendurchblutung verbessert werden. Durch den Renin-Angiotensin-Mechanismus wird der Blutdruck insgesamt erhöht mit dem Ziele, die Durchblutung der Niere und ihre Filtrationsleistung zu verbessern. Dieser Hochdruck kann u. U. eine latente Koronarinsuffizienz zu einem Infarkt überführen oder eine hypertone Massenblutung auslösen. Es handelt sich dann um dissipative Krankheitszustände – dissipative Strukturen –, die mit dem eigentlichen Krankheitsgeschehen, dem ursprünglichen renalen Krankheitsmechanismus, nichts zu tun haben. Die dissipativen Krankheiten z. B. des Hochdrucks sind es, die eine gerichtete Therapie rechtfertigen, den regulativ steigenden Hochdruck herunterzuholen.

c. Beim Schock ist die Regulation der Kreislaufperipherie gestört, vor allem können gewisse Kreislaufprovinzen nicht abgeschaltet werden – das Blut „versackt" in der Peripherie. Wenn eine Regulation durch Spasmen nicht möglich ist, erfolgt eine kompensative Verschließung einzelner Kapillargebiete durch Fibrinpfropfen. Diese „disseminierten intravasalen Gerinnungen" (DIG) bilden das morphologische Kennzeichen des Schocks. Der defekte (Regulations-)Mechanismus wird also durch eine Verstopfung verschiedener Gefäße, durch Fibrinpfröpfe, erreicht.

Vergleich mit der Wasserversorgung: Das Schließen des Hahnes entspricht der regulativen Versorgung der Peripherie, wenn der Hahn nicht funktioniert und das Wasser aus der Leitung schießt, wird ein Pfropf das Problem lösen, wenn auch nur oft vorübergehende Zeit.

Es erfolgen – und das sind dissipative Prozesse – Blutungen aus anderen Regionen, weil durch den Fibrinverbrauch das Gerinnungssystem versagt. So sind Diapedesisblutungen in den Abschnitten des Kapillargebietes, die nicht durch die DIG verschlossen sind, als dissipative Krankheitsprozesse des ursprünglich ganz anders gerichteten (determinierten) Schockgeschehens aufzufassen. Immer besteht eine Akzentverschiebung der klinischen Symptome, die von derjenigen verschieden ist, die durch die Krankheit selbst ausgelöst wird.

Man kann mit dissipativen Prozessen in der Medizin – im Gegensatz zu den Komplikationen bestimmter Krankheiten – nicht rechnen. Kennzeichnend bei diesen Kombinationen ist die Akzentverschiebung der klinischen Symptomatik, da einmal die Grundkrankheit, einmal die „zweite Krankheit", die linear erklärbare Komplikation oder auch die dissipative Struktur im klinischen Bild in den Vordergrund tritt. Dissipative Prozesse können ebensowenig den *kranken Menschen* verstehen lernen wie z. B. die Gravitationsgesetze für den Leidenden interessant sind.

Aber bei dem System des Krankhaften – bei der Nosologie im Rahmen der Pathogenese – bei der Aufeinanderfolge von Krankheiten – hilft die Lehre von der Dissipation. Sie differenziert die einfache schlechthinige Addition. Es sind keine Gleichungen, die wir vorlegen oder vorlegen können, wohl aber Äquivalente. Warum brauchen wir Äquivalente, die doch nie zu Gleichungen werden können? Da wo die klare Sprache – durch „Physik" – etwas klar legt, kann durch Betrachtung in Äquivalenten eine Erleichterung zum mindesten des Weges bis zur Erkenntnis eines Sachverhaltes führen.

Literatur

Bertalanffy L von (1951) Theoretische Biologie, II. Band: Stoffwechsel, Wachstum. A. Francke AG, Verlag Bern

Eigen M, Winkler R (1985) Das Spiel. Naturgesetze steuern den Zufall. Piper, München Zürich

Flamm D (1993) Über die Entropie-Bilanz offener Systeme. (In diesem Band, S. 84)

Hamperl H (1967) Über die „zweite Krankheit". Münch med Wschr 109:213–219

Jantsch E (1992) Die Selbstorganisation des Universums. Vom Urknall zum menschlichen Geist. Carl Hanser Verlag, München Wien

Leiss J (1982) Die Todesursache unter individual-pathologischen Gesichtspunkten. Dtsch med Wschr 107:1069–1072

Prigogine I, Stengers I (1990) Dialog mit der Natur. Neue Wege naturwissenschaftlichen Denkens. Piper, München Zürich

Rössle R (1913) Das runde Geschwür des Magens und des Zwölffingerdarmes als „zweite Krankheit". Grenzgeb Med u Chirg 25:766

Wolkenstein MW (1990) Entropie und Information. Verlag Harri Deutsch, Thun Frankfurt/M

„Zauberberg“-Zeiten

HERBERT SCHRIEFERS

Thomas Mann hat seinen Roman „Der Zauberberg“, das Buch, das ihn weltberühmt gemacht hat, wiederholt und betont einen „Zeitroman“ genannt. Wieso „Zeitroman“? fragt man sich. Ist nicht jede Geschichte, die zu Papier gebracht wird, bis hin zum trockenen Polizeibericht, eine, wo sonst denn in der Zeit, spielende und sich bewegende Sache? Aber nicht jede Geschichte, die zu Papier gebracht wird, ist, wie der „Zauberberg“, auch eine das Phänomen „Zeit“ *thematisierende* Geschichte, eine, die darüber nachzudenken aufgibt, was es philosophisch, psychophysiologisch, moralisch und wirklich mit der Erscheinung „Zeit“ auf sich hat, und nicht jeder Roman ist, wie der „Zauberberg“, obendrein noch ein Roman, der, parallel zu den Betrachtungen *über* die Zeit, zeitbewußtseinspsychologische Experimente *mit* der Zeit treibt, und dies durch die Modalitäten, sich des Mediums „Zeit“ gestalterisch zu bedienen.

Im ersten Teil der nun folgenden Ausführungen wollen wir uns daran machen, die erzählerischen Experimente Thomas Manns *mit* der Zeit zu beschreiben. Alle sind darauf gerichtet, den Leser, während dieser mit dem Autor *über* die Zeit philosophiert, die „Fragwürdigkeit und eigentümliche Zwienatur“ [1] der Zeit am eigenen Leibe erfahren zu lassen, ihn in eben die Zeiterlebnisse zu stürzen, worüber philosophiert wird, so in das Erlebnis der Aufhebung der Zeit, so in die Erlebnisse des Schwindens zeitlicher Orientierung, eingeschlossen die daraus resultierenden Verhaltensstörungen. Eingebettet sind die Verwirrspiele *mit* der Zeit in einen Text, der in sich und als solcher zeithörig ist insofern, als die Glieder seiner Sätze dem natürlichen Zeittakt unseres Hirns folgen und dadurch dem Leser, allen Beeinträchtigungen seines Zeitgefühls zum Trotz, das Dauererlebnis ästhetischen Wohlbefindens vermitteln.

Der zweite Teil gilt dem Thema „Zeit als Objekt des ‚Zauberberg‘-Romans“, gilt dem Zeitbewußtsein und den Faktoren, die es beeinflussen, gilt der Zeit als moralischer Kategorie und der Zeit unter dem Signum „wirkliche Zeit“.

I. Die Zeit als Medium des Romans

I.1 Die Aufhebung der Zeit

Was sagt Thomas Mann selbst zu seinem Zeitroman? Eine seiner Antworten ist höchst verblüffend: Den „Zauberberg“ zu lesen habe „mit Romanlektüre in irgendeinem gewohnten Sinn fast nichts zu tun“ [2], womit er zum Ausdruck bringt, daß er die Konstruktion des Werkes als „ein geistiges Themengewebe“, eine „Ideenarchitektur“, einen „musikalischen Beziehungskomplex“ [3], eine „dialektische Symphonik“ [4] verstanden wissen will. Er hatte sich in den zwölf Jahren der Beschäftigung mit dem „Roman-Untier“, das – so im Brief an Ernst Bertram [5] – „in großen Partien sicher langweilig ist, in anderen allenfalls sonderbar“, mehr in der Rolle eines „orientalischen Teppichmachers“ [6] denn eines in der Zeit sich gleichförmig fortbewegenden Erzählers gesehen.

Er charakterisiert den Roman, das Bild vom orientalischen Teppichweber transponierend, als ein der Musik angenähertes Werk [7], mit dem er sich, wie er an anderer Stelle sagt [8], „an der Aufhebung der Zeit“ versucht hätte. Damit der Leser dies, die Aufhebung der Zeit, an sich selbst erfahre, solle man, empfiehlt der Autor, das Buch „zweimal lesen“; denn dann erst komme „seine besondere Machart“ [6] zum Vorschein, die sich wie gewisse Opern-Werke auf die Benützung des Leitmotivs stütze.

Unter Leitmotiv – den Begriff hat Hans Paul von Wolzogen für die Hauptthemen in den Musikdramen Richard Wagners geprägt – versteht man eine melodisch, rhythmisch oder harmonisch festgelegte Tonfolge, die durch ihr erstes Auftreten in Verbindung mit einer Person, einem Vorgang, einer Naturstimmung oder einer Gefühlsäußerung eine bestimmte charakterisierende Bedeutung erhält, bei ihrer Wiederkehr die Erinnerung an jenes erstmalige Auftreten und seine Bedeutung auslöst und, hört man das Musikstück zum zweiten Mal, den Hörer gleichzeitig auch an den Punkt versetzt, von dem er weiß, daß hier das Leitmotiv wiederkehren wird. Wer diese Erfahrung macht, für den ist die Zeit aufgehoben; sie steht gewissermaßen still.

Thomas Mann hat dem Leitmotiv im Roman-Kunstwerk den Namen „vor- und zurückdeutende magische Formel“ gegeben und sie als das Mittel bezeichnet, der „inneren Gesamtheit“ des Werkes „in jedem Augenblick Präsenz zu verleihen“ [10].

Eine der vielen magischen Formeln des Romans heißt „hier oben“ oder „hier bei uns“ (s. hierzu auch l. c. [11]). Die Formel taucht schon auf den ersten Seiten auf: Joachim Ziemßen hat seinen Vetter, Hans Castorp, vom Bahnhof Davos-Dorf abgeholt. Sie sind unterwegs zum Sanatorium Berghof, und schon geht's los mit dem „hier oben“. Auf die Frage, ob Joachim nach der für Hans Castorp vorgesehenen Besuchszeit von drei Wochen mit ihm nach Hause zurückkehre, kommt die Antwort: „Drei Wochen sind freilich fast nichts für uns *hier oben*“ [12]. Augenblicke später, da sie von Joachims Gesundheitszustand reden, zieht dieser die blaue Flasche mit Sputum hervor. „Das haben die meisten von uns *hier oben*“ [13], erklärt er den Sachverhalt. Hans Castorp läßt sich über die Bergwelt aufklären, und von Joachim hört er als dessen Resumee: „Wir alle *hier oben* haben sie unaussprechlich satt“ [14]. Schließlich, sie sind fast am Ziel, kommt Joachim auf das Sanatorium Schatzalp zu sprechen. So unzugänglich sei es im Winter, daß man die Leichen per Bobschlitten hinunterbefördern müsse. Auf Hans Castorps Entrüstung über des Vetters Zynismus, entgegnet dieser, daß zynisch zu werden *„hier bei uns“* etwas ganz gewöhnliches sei.

Wir sehen, wie sich schon auf den ersten Seiten die Formel „hier oben“, „hier bei uns“ mit Bedeutungen füllt. „Hier oben“ steht für sechzehnhundert Meter über dem Meer und eine ungewöhnliche Zeitauffassung, „hier oben“ ist gleichbedeutend mit krank sein in spezifischer Weise, „hier oben“ heißt nichts mehr von der natürlichen Umwelt wissen wollen, „hier oben“ kennzeichnet Zauberberg-eigentümliche Charakterzüge.

Das „hier oben“ und das „hier bei uns“ zieht sich durch den ganzen Roman. Auch wenn es im Laufe des Textes fortwährend zu Bedeutungserweiterungen kommt, die Grundbedeutungen bleiben unangetastet, so daß dem Leser bei jedem neu auftauchenden „hier oben“ wieder die Bilder und Gespräche vom Abend der Ankunft erstehen.

Wer aber zum *zweiten* Male liest, der sieht beim ersten „hier oben“ auch schon mehr als 500 Seiten weiter. James Tienappel, Hansens Onkel, ist eingetroffen, den abhandengekommenen Neffen wieder einzufangen. Der aber ist längst zu einem „Derer hier oben“ geworden. Er hat die „Ewigkeitssuppe“ gekostet, das „Noviziat“ beendet und „Profeß“ [15] getan. Vollberechtigt trägt er das Etikett „wir hier oben“ und läßt es seinen Onkel wissen, als dieser sich dahingehend äußert, nun stehe, angesichts des guten Gesundheitszustandes des Neffen, der Heimreise doch sicher nichts mehr entgegen. Darauf Hans Castorp: „Onkel James rede wie einer von unten. Er solle sich *hier bei uns* nur erst mal ein bißchen umsehen und einleben, dann werde er seine Ideen schon ändern“ [16].

Als Hans ihm dann noch erklärt, er werde sicher noch ein halbes Jahr bleiben müssen, kann der Onkel es nicht fassen. „Man habe in des allmächtigen Gottes Namen doch nicht so viel Zeit! – Da lachte Hans Castorp zu den Sternen empor. Ja Zeit! Was nun gerade diese betreffe, die menschliche Zeit, so werde James seine mitgebrachten Begriffe zu allererst revidieren müssen, bevor er *hier oben* darüber mitrede“ [16].

Der Onkel blieb acht Tage hier oben, dann floh er; Hans Castorp und die Philosophie, insonderheit die Zeit-Philosophie, „Derer hier oben“ hatten gesiegt.

Der letzte Abschnitt des letzten Kapitels beginnt mit dem Satz: „Sieben Jahre blieb Hans Castorp bei Denen hier oben“ [17]. Zum letzten Mal die bescheidenen zwei Wörtchen, und jetzt klingt alles an, was dem Helden widerfahren ist. Die Geschehnisse der sieben Jahre gerinnen zum zeitenthobenen Panorama. Was der Autor gewollt hat mit seiner der Musik angenäherten Komposition, ein Jetzt, „ein magisches ‚nunc stans‘“[18] herzustellen, ist vollendet.

Die heraufbeschworenen „nunc stans“-Situationen sind Rückschau und Vorschau haltende Produkte unseres zeitlich organisierten Gedächtnisses, die dieses Zauberinstrument, vom Leitmotiv angestoßen, über den laufenden Film projiziert, ohne dessen Lauf zu beeinträchtigen. Mit dem Leitmotiv stehen Erinnerungen an Vergangenes auf, und es werden, absolut gleichzeitig mit ihnen, Bilder des Zukünftigen erweckt, die ihrerseits Erinnerungen an Vergangenes sind, ein neurophysiologisch faszinierender Vorgang.

I.2 Zeitbewußtseinsschwindel

Wir kommen auf einen weiteren Modus des Erlebens von Zeit beim Lesen zu sprechen. Dies zu illustrieren müssen wir uns mit den Begriffen „erzählte Zeit“ und „Erzählzeit“ vertraut machen. Zu ihrer Definition halte ich mich an Günther

Müllers Arbeit „Die Bedeutung der Zeit in der Erzählkunst" [19] und an die Dissertation von Marianne Overberg [20]. Unter erzählter Zeit wird die Zeitspanne verstanden, in der die Geschichte spielt und unter Erzählzeit die, in der die Geschichte erzählt wird. Da es unmöglich ist, das Leben oder auch nur einen Lebensabschnitt erschöpfend zu erzählen, ohne im „Wahnsinn der Genauigkeit" (Th. Mann, zit. n. [20]) umzukommen, können erzählte Zeit und Erzählzeit niemals zeitlich zur Deckung gebracht werden; folglich muß sich die Erzählzeit in jeder Erzählung der Zeitraffung bedienen.

Die Zeitraffung hat im „Zauberberg"-Roman einen erlebnisträchtigen Charakter; denn sie wird wie sonst nirgends in Erzählungen von der Absicht des Autors geleitet, direkten Einfluß auf das Zeitbewußtsein des Lesers zu nehmen. Um dies zu demonstrieren, sehen wir uns an, welche Strecken von Erzählzeit (ausgedrückt in Prozentanteilen der Gesamtzahl der Textseiten) auf einzelne Abschnitte der erzählten Zeit (ausgedrückt in Prozentanteilen des Gesamtzeitraumes von sieben Jahre) entfallen. Das für eine bestimmte Zeitspanne herrschende Verhältnis von erzählter Zeit zu Erzählzeit wollen wir als die Geschwindigkeit bezeichnen, mit der die Erzählung in dieser Zeitspanne fortschreitet. Die Geschwindigkeit der Erzählung ist weder gleichförmig, noch willkürlich wechselnd, sie folgt vielmehr einem wohl durchdachten Entwicklungsplan.

Der Roman startet mit ungemein langsamer Geschwindigkeit, kenntlich daran, daß auf den ersten Sanatoriumstag, eingeschlossen die paar Stunden des Abends von Hans Castorps Ankunft, mithin auf weniger als 0,5 Promille der erzählten Zeit, mehr als 10 Prozent der Erzählzeit fallen. Dem Sanatoriums-Zeitplan folgend, ist jede Stunde, zwar nicht ausdrücklich angesprochen, aber doch einwandfrei rekonstruierbar, markiert, vom ersten Frühstück bis zur fünften Liegekur nach dem Abendessen.

In der Folgezeit des ersten Jahres werden die Abstände zwischen den Datierungen, an denen sich der Leser orientieren kann, größer und größer. Anfangs kann man noch Tages*abschnitte* erkennen, dann immerhin noch Tage, später gerade eben noch Wochen, danach kaum noch Monate, und schließlich fällt es dem Leser schwerer und schwerer, einigermaßen exakte Aussagen zum aktuellen Zeitstand der Geschichte zu machen. Dem Verschwimmen der Zeitmarken entspricht das Anwachsen des Tempos der Erzählung: Nach sieben Wochen ist ihre Geschwindigkeit um einen Faktor von der Größenordnung 100 und nach einem Jahr um einen Faktor von der Größenordnung 1000 größer als zu Ende des ersten Tages. Gerade eben 15 Prozent erzählter Zeit sind bis zu diesem Zeitpunkt, dem Ausgang des ersten Jahres, abgehandelt, die Marke der Erzählzeit aber steht bereits bei über 60 Prozent, was so viel heißt, daß nun auf wenig mehr als das letzte Drittel des Buches mehr als drei Viertel der sieben „Zauberberg"-Jahre entfallen.

Vom zweiten Jahr und dem Beginn des dritten lassen sich noch drei Ereignisse einigermaßen zeitlich fixieren: Hans Castorps Schneetraum, Joachim Ziemßens Rückkehr ins Sanatorium und sein Tod. Der soldatisch ernste und ehrenfeste Joachim, der unablässig auf Ein-wieder-nach-Hause, auf ein Zurück zur „soliden Zeit", zu „langsam gewichtigen Jugendjahren" [21] gedrängt hatte –, mit seinem Abschied von der Zeit verliert der Leser seine letzte Zeit-Bindung und Zeit-Orientierung. Die Zeit kommt ins Rasen derart, „daß", wie der Autor selbst es ausdrückt, „kein Halten mehr ist" [22].

Wann, fragt man sich, ist Mynheer Peeperkorn erschienen? „Zu elfter Stunde" [23], sagt der Autor. Heißt das: im sechsten Jahr erst? Der Leser ist total verwirrt, er kann und will es nicht glauben. Die „drei Gewehrsalven" und die „drei schwärmerischen Honneurs ... über Joachim Ziemßens wurzeldurchwachsenes Soldatengrab" [24] –, sind sie nicht erst kürzlich verhallt, und das soll Jahre her sein? Lodovico Settembrini trägt doch noch unverändert den flausartigen Rock und die hell karierten Beinkleider. Frau Karoline Stöhr, Hermine Kleefeld, die elfenbeinfarbene Levi, Herr Albin, der Staatsanwalt Paravant treten auf und ab wie eh und je. Nichts hat sich an ihrem Aussehen, nichts an ihrem Krankenstatus, weder zum Besseren noch zum Schlimmeren, geändert.

Das unveränderte Szenarium auf der einen, die davonfliegende Zeit auf der anderen Seite: den Leser schwindelt's, seine Zeitschätzungsfähigkeiten sind ihm vollends abhanden gekommen, eine Erscheinung, die uns Heutigen ja keineswegs fremd ist. Auch die handlungslähmenden Wirkungen eines solchen Zustandes kennen wir zur Genüge, im Öffentlichen wie bei uns selbst, und in was für ein idiotisches Dahinreden einer kommen kann, auf dessen „Urteil und messende Sinne" [25] in puncto Zeit kein Verlaß mehr ist, lehrt uns die Szene, in der Settembrini und sein Schüler – wir sind wieder im ersten Jahr – über den bevorstehenden Fastnachtsball sprechen: „Da haben wir Weihnachten gehabt", sagt Hans Castorp, „und wußten, daß Neujahr war, und nun kommt also Fastnacht. Dann rückt Palmsonntag heran, die Karwoche, Ostern und Pfingsten, was sechs Wochen später ist, und damit ist ja bald schon der längste Tag, Sommersonnenwende, ... und es geht auf den Herbst" [26].

Der Zeitbewußtseinsschwindel, der den Leser überkommt, wird noch dadurch gesteigert, daß sich Hans Castorp bei der Datierung vergangener Begebenheiten nur mehr zwielichtiger Angaben bedient, wie beispielsweise dieser bei einem Gespräch mit Peeperkorn [27]: „Ich kenne Herrn Settembrini lange"; er verbessert sich und sagt: „Sehr lange"; er macht einen weiteren Versuch und sagt: „Seit Jahr und Tag"; er gibt es auf, sich mit der Zeit herumzuschlagen, und greift zu der nebelhaften, unerhörten und sträflich verantwortungslosen Formulierung: „Seit Jahren und Tagen". In demselben Gespräch heißt es an späterer Stelle: „Ich habe lange Zeit, sehr lange Zeit mit Clawdia ... zusammen in diesem Hause gelebt" [28]. Der Grad der Trübung des Zeitbewußtseins ist so weit fortgeschritten, daß die nur sieben Monate mit Clawdia genau so eingeschätzt werden wie die Jahre mit Settembrini.

Peeperkorn ist tot. Wann ist er gestorben? Irgendwann; niemand kennt sich mehr aus. Von Hans Castorp heißt es: „... seine Taschenuhr trug er nicht mehr. Sie stand, sie war ihm eines Tages vom Nachttisch gefallen, und er hatte davon abgesehen, sie wieder in messenden Rundlauf setzen zu lassen, – aus denselben Gründen, weshalb er auch auf den Besitz von Kalendern, sei es zum täglichen Abreißen, sei es zur Vorbelehrung über den Fall der Tage und Feste, schon längst verzichtet hatte ..." Als letztes Zeitmeßsinstrument war ihm die „Sandblattzigarre namens ‚Rütlischwur'" geblieben. „Sehr fügsam und mild im Charakter und zu schneeweißer, haltbarer Asche ... sich verzehrend" diente sie ihm „statt einer fließenden Sanduhr" [29].

Im übrigen spiegelt das Accelerando der „Zauberberg"-Geschichte den Entwicklungsgang des Zeiterlebens im Menschenleben wider: Hans Castorp und der

Leser durchlaufen während der sieben Jahre exemplarisch und wie im Zeitraffer alle Stadien der Ontogenese des Zeitbewußtseins: Vom Kind, dessen Zeiteinheit der langatmige Tag ist, über den Jugendlichen, dem das Jahr noch „eine riesige Zeitmasse" [30] bedeutet, bis hin zum alten Menschen, dem, da für ihn so viele Zeitmarken den Charakter des Schon-einmal-Dagewesenen haben, die Zeit gleichsam verrauscht.

I.3 Die Zauberberg-Geschichte als Wecktraum

Ein Donnerschlag, der Beginn des Ersten Weltkrieges, sprengt den Zauberberg und setzt „den Siebenschläfer unsanft vor seine Tore ... Verdutzt sitzt er im Grase und reibt sich die Augen" [31]. Kann es sein, fragt sich der Leser, daß er zusammen mit seinem Hans das Ganze überhaupt nur geträumt hat? Der Gedanke ist keineswegs so abwegig; denn die „Zauberberg"-Welt ähnelt, allein schon mit ihrem exotischen Handlungsrahmen, in vielem einer Traum-Welt. Hans Castorp erlebt sie als Spielwiese großartiger assoziativer Freiheiten, wie sie bekanntermaßen dem enthemmten und übererregten Hirn der Träumenden entspringen. Nicht bloß seine Eindrücke sind die eines Träumenden, er verhält sich auch so, wie einer nämlich, dessen Handlungsfähigkeit gelähmt ist. Traumtypisch – man lese in der Monographie von J. Allan Hobson [32] nach – auch die Erregungsschauer, die ihn zu Liegekur-Zeiten überfallen und auf die er, statt sich zu besinnen, mit einer Mischung aus Erstaunen und Heiterkeit reagiert.

All' das muß jedoch nicht heißen, daß Hans Castorp, wie der Mönch von Heisterbach, wirklich geträumt hat. Wenn aber die sieben Jahre dennoch ein Traum gewesen sein sollten, hätte das Problem „Zeit in der Erzählung" noch eine Dimension mehr, als wir bisher zu explizieren versucht haben. Thomas Mann selbst legt uns diesen Gedanken nahe: der „dichterischen Chronologie nach", heißt es im Vortrag „Joseph und seine Brüder", steht „der Donnerschlag des Kriegsausbruchs von 1914 am Ende des Zauberberg-Romans, in Wahrheit hatte er aber an seinem Anfang gestanden und alle seine Träume hervorgerufen" [33].

Einen Wecktraum nennen die Traumpsychologen diese Erscheinung: Hans Castorp hat im Schlaf etwas gehört, eine Art Detonation. Noch ist er nicht aufgewacht, vielmehr sucht sein fest auf Ursachen-Fahndung eingestelltes Hirn nach einer Begründung. Binnen eines Zeitraumes, dessen Ausdehnung schlechthin unabschätzbar ist, träumt er, „in Umkehrung der Kausalität" [33], die „Zauberberg"-Geschichte und legt sie sich so zurecht, daß sie mit dem großen Donnerschlag enden muß. Jetzt weiß er, wie's zu dem merkwürdigen Knall kam, und er wacht auf.

Bei dieser Art Deutung der „Zauberberg"-Geschichte wird dem Zeitbewußtsein des Lesers in zweierlei Hinsicht noch einiges mehr zugemutet als bisher: Es muß sich klar machen, daß die erzählte Zeit von dem Zeitpunkt ausgeht, auf den die Erzählzeit zuläuft und daß diese nichts anderes tut, als die auf die wenigen Augenblicke des Traumes komprimierten sieben Jahre über 994 Textseiten hin zeitlich auszuweiten.

I.4 Das „Jetzt" in der Thomas-Mann-Prosa

Drei besondere Thomas-Mann-Techniken erzählerischen Umganges mit dem Medium „Zeit" haben wir kennengelernt und dabei erfahren, wie diese, ohne daß sie dem Leser im allergeringsten bewußt werden, spezifische Zeiterlebnisse bei ihm induzieren: Das Erlebnis der Dauer, id est: der gleichzeitigen Vergegenwärtigung von Vergangenheit und Zukunft, inszeniert durch den Einsatz von Leitmotiven; das Erlebnis des Schwindens zeitlicher Orientierung und des hieraus resultierenden Zeitschwindels, eines Schwindels „in des Wortes schwankender Doppelbedeutung von Taumel und Betrug" [34], bewerkstelligt durch die subtile Steuerung der Geschwindigkeit des Fortschreitens der Erzählung und schließlich das Aufkommen der vagen Ahnung, wonach das Ganze wohl auch die Geschichte eines Traumes hätte sein können.

Noch eine vierte Art, Zeit im „Zauberberg" lesend zu erleben, sollten wir ansprechen. Wir fragen, wieviel Netto-Zeit ein im Lesen Erfahrener braucht, die 994 Seiten „Zauberberg" Satz um Satz bewußt zu lesen. Ich wette, er braucht bedeutend weniger Zeit als zur ebenso aufmerksamen Lektüre von 994 Seiten Uwe-Johnson-Prosa. Wie könnte dies zu erklären sein? Durch Unterschiede in der zeitlichen Organisation des Satzbaues zwischen den beiden Autoren, behaupte ich und greife hierbei auf Ernst Pöppels [35] Studien zum Zeiterleben zurück, insonderheit auf jene, die sich mit dem Begriff „Gegenwart" und dem „Jetzt"-Gefühl auseinandersetzen.

In der gleichförmig dahinfließenden Zeit Isaac Newtons hat, was wir als Gegenwart bezeichnen, keinen Platz. Gegenwart kann hier nämlich nicht anders definiert werden denn als ein gedachter Punkt zwischen Vergangenheit und Zukunft. Dennoch *erleben* wir Gegenwart. Unser Hirn verfügt über einen Integrationsmechanismus, der aufeinanderfolgende Ereignisse zu festen Wahrnehmungsgestalten zusammenfaßt. Der Zeitrahmen, innerhalb dessen sich die Integration vollzieht, ist kein beliebiger; er hat eine unübersteigbare obere Grenze, und die liegt bei drei Sekunden. Was innerhalb dieses Zeitrahmens als Zusammengehörendes ins Bewußtsein tritt, erleben wir als „Jetzt". Folglich ist unsere Bewegung durch die Zeit ein von der im Drei-Sekunden-Takt arbeitenden Integrationsmaschine diktierter Gang von einem Jetzt zum nächsten Jetzt. – „Die Zeit hat ... keine Einschnitte"; wir machen sie; selbst bei Beginn „eines neuen Säkulums sind nur wir Menschen, die schießen und läuten" [36].

Auch gesprochene Sprache folgt zwangsläufig diesem Rhythmus, und je naiver der Vortragende sich innerlich von ihm leiten läßt, desto besser wird er verstanden; denn das Verstehen von Sprache vollzieht sich nach eben denselben rhythmischen Vorgaben wie das Sprechen. Am deutlichsten kommt der dem Menschen offensichtlich angeborene Drei-Sekunden-Takt in der Versdichtung zum Vorschein, selbst dort, wo es sich um freie Rhythmen handelt, es sei denn, der Dichter hat sich bewußt angestrengt, dem Hirntakt entgegenzuarbeiten.

Thomas Manns Prosa wird häufig dahingehend kritisiert, sie bediene sich zu langer Sätze. Was sagt er selbst hierzu? „Meine Sätze, auch wenn sie lang sind, sind kein Gestrüpp, sondern ich halte bei ihrer Konstruktion auf größte Klarheit, und selbst wenn ein Satz von anderthalb Seiten ... einmal vorkommt, werden Sie ihm Durchsichtigkeit und reinste Verständlichkeit auch bei lautem Lesen nicht absprechen können" [37].

„Durchsichtigkeit und reinste Verständlichkeit auch beim lauten Lesen", nein, gerade beim lauten Lesen, möchte ich sage –, diese Attribute kommen der Thomas-Mann-Prosa, so scheint es mir, deshalb zu, weil sie aus Äußerungseinheiten gefügt ist, von denen jede in den Drei-Sekunden-Rahmen paßt und als Jetzt-Ganze spielend erfaßt werden können. Aneinandergereiht garantieren sie „Durchsichtigkeit und Verständlichkeit" des ganzen Satzes, der obendrein, indem er den Leser von einem Jetzt-Gefühl zum anderen führt, auch seinem angeborenen Sinn für Rhythmizität entgegenkommt, so daß ein ästhetisches Wohlbehagen sich einstellt. – Thomas Manns Prosa, eine Prosa cantabilis, eine bibliotherapeutisch wirksame Prosa: man lese sie, lese sie laut, und schon fühlt man sich besser.

II. Zeit als Objekt des Romans

Thomas Mann hätte den „Zauberberg" nicht einen „Zeitroman" genannt, wenn Zeit als Element der Erzählung und als Lese-Erlebnis das einzige Kriterium für diese Etikettierung gewesen wäre. Das Spiel, das er mit dem Medium „Zeit" treibt, ist ein raffiniert ausgeklügeltes Mittel, das *Objekt* „Zeit", das „Mysterium Zeit" [38] zum Gegenstand einer den ganzen Roman durchziehenden Reflexion zu machen.

In den diesbezüglichen Passagen tritt das Objekt „Zeit" in all den Gewändern auf, die Physiker, Biologen, Psychologen und Philosophen ihm im Laufe der Jahrtausende angelegt haben. Drei von ihnen wollen wir uns ansehen: Zeit als zeit-, umwelt- und konstitutionsabhängiges Bewußtseinsphänomen, Zeit als moralische Herausforderung und Zeit als wirkliche Zeit, als zeitigende Instanz. „Ja, die Zeit ist ein rätselhaftes Ding, es hat eine schwer klarzustellende Bewandtnis mit ihr" [39], seufzt Thomas Mann. Es ist aussichtslos, setzen wir Thomas Manns Äußerung fort, auf die Frage „Was ist Zeit, was ist das Wesen der Zeit" eine befriedigende Antwort zu finden, und damit sind wir bei Ludwig Wittgenstein.

Der Ausdruck „Zeit", so erläutert Wolfgang Stegmüller [40] Wittgensteins Kritik an der Wesensphilosophie, darf nicht, „herausgeschnitten aus allen Kontexten, zum Gegenstand tiefsinniger Erwägungen über das durch ihn bezeichnete Wesen gemacht werden, sondern es sind alle Arten von Kontexten heranzuziehen und zu untersuchen, in denen von zeitlichen Verhältnissen die Rede ist."

Gehen wir in die Alltagssprache, dann ist Zeit etwas, das vergeht oder nicht vergeht, schnell vergeht oder langsam vergeht, das man hat oder nicht hat, haben soll oder nicht haben soll und schließlich auch etwas, das sich durch seine Wirkungen äußert. So sieht „Zeit im Gebrauch" aus; das gilt es zu studieren, und eben dieses findet im „Zauberberg" exemplarisch statt.

II.1 Das Zeit-Paradoxon

Wir sind am Abend des ersten Tages. Wie er – Hans Castorp – den Tag verbracht und ob er die neue Lebensweise kurzweilig gefunden habe, fragt Settembrini ihn. „Kurzweilig und langweilig, wie Sie wollen. Das ist zuweilen schwer zu unterscheiden, wissen Sie. Ich habe mich durchaus nicht gelangweilt, – dazu ist es doch ein allzu munterer Betrieb bei Ihnen hier oben. Man bekommt so viel Neues und Merkwürdiges zu hören und zu sehen . . . . Und doch ist mir andererseits wieder, als ob ich nicht nur einen Tag, sondern schon längere Zeit hier wäre, – geradezu, als ob ich hier schon älter und klüger geworden wäre, so kommt es mir vor" [41].

„Kurzweilig" und „langweilig", – beim Gebrauch dieser beiden Wörter wollen wir zum Ausdruck bringen, wie wir das Vergehen von Zeit erleben und stellen fest, daß wir bloß zwei Erlebnis-Alternativen haben: Die Zeit vergeht schnell, oder sie vergeht langsam; Zwischenwerte kennen wir seltsamerweise nicht.

Schnell vergeht die Zeit, wenn man, um bei Hans Castorps Worten zu bleiben, „viel Neues und Merkwürdiges" zu hören und zu sehen bekommt. In solchen Fällen haben wir nämlich keine Zeit, an die Zeit zu denken. Langsam vergeht sie, wenn sie inhaltsschwach bleibt. In Extremfällen steht sie nackt da, und unser Bewußtsein ist von nichts anderem erfüllt als von ihr. Dem Physiker Richard P. Feynman hat dieses Phänomen eine skurrile und dennoch zutreffende Definition für Zeit entlockt: „Zeit ist das, was sich ereignet, wenn sich nichts anderes ereignet" [42].

Wie aber kann etwas kurzweilig und langweilig zugleich sein? Soll damit gesagt werden, Hans Castorp sei seiner Sinne nicht mächtig gewesen? Keineswegs! Mit dem Wort „kurzweilig" gibt er Auskunft über seinen Gemütszustand im Laufe des Tages, da ihm ob der vielen Neuigkeiten die Minuten und Stunden nicht zu Bewußtsein gekommen sind. Mit dem Wort „langweilig" will er nicht sagen, wie ihm den Tag über zumute war –, hier spricht er, ohne es zu wissen, etwas ganz anderes an: das Zeit-Paradoxon [35].

Wie schätzen wir die Länge eines gegebenen Zeitraumes ein, wenn wir aus zeitlicher Distanz auf ihn zurückblicken? Das kommt ganz darauf an, wieviel an Information wir bei der gedanklichen Rekonstruktion des gefragten Zeitraumes zu erinnern haben. Ist das Gedächtnis während der in Rede stehenden Zeitspanne mit *wenig* Information angefüllt worden, ist auch *wenig* zu erinnern, und wir beurteilen das vormals als *langweilig Erlebte* als *kurz verlaufen*. Ist das Gedächtnis während der in Rede stehenden Zeitspanne mit *viel* Information angereichert worden, haben wir *viel* zu erinnern und beurteilen demzufolge das ehedem *kurzweilig Erlebte* als *langsam* verlaufen.

Nun ist es aber mit dem Zeit-Paradoxon nicht ganz so einfach bestellt, wie wir es hier ausgedrückt haben; denn wäre es so, dann brauchten wir uns, um auf ein an erlebter Zeit reiches Leben zurückblicken zu können, nur als lebenslang besessene Zeitungsleser und Konsumenten von Fernsehbildern zu betätigen. Alle 40 Millisekunden erzeugen 300000 Bits ein neues Fernsehbild; der Input an Information ist überwältigend, dennoch trägt er kaum etwas dazu bei, der vor dem Apparat verbrachten Zeit in unseren Köpfen einen Erinnerungswert zu geben. Die Bilder sausen vorüber, und, da es im wesentlichen immer die gleichen sind, da kein Bildungserlebnis mit ihnen verbunden ist, lassen sie uns kalt; es ist – und jetzt kommen wir wieder auf Hans Castorps Rede an Settembrini zurück – eben nichts „Merkwürdiges" daran.

Das erinnernde Erleben von Zeitdauer erweist sich als nur niederrangig abhängig von der *Quantität* der pro Zeiteinheit eingegangenen Information; den Ton gibt die

Informations*qualität* an, also die Bedeutung, die sie für das Individuum hat. Unser Gedächtnis ist ein überaus scharfer Richter: Es stuft Informationen nach Merkwürdigkeitsgraden ab, bedient sich hierbei aber einer durchaus eigensinnigen, in *Teilen* nur überindividuellen Werteskala. Merkunwürdiges, ob überindividuell oder, wie zumeist, individual-spezifisch Merkunwürdiges, wird nicht hereingelassen oder verfällt dem Vergessen, worin sich eine gleich wichtige Funktion des Informationsspeichers ausdrückt.

Für die Abschätzung des Merkwürdigkeitsgrades einer Information spielt eine führende, hier bei Hans Castorp sogar ausschlaggebende Rolle ihre Beladung mit Gefühlsinhalten. Beim ersten Frühstück fällt schmetternd und klirrend die Glastür zum Speisesaal ins Schloß; beim zweiten Frühstück wiederholt sich die Ungehörigkeit. Als das mittags zum dritten Mal geschieht, erkennt Hans Castorp die Übeltäterin: breite Backenknochen, schmale Augen, und sofort regt sich in ihm die ganze Gefühlswelt seiner Neigungen zum kirgisenäugigen Pribislav Hippe, dem Mitschüler aus fernen Tagen. Damit erhalten die Tagesereignisse für ihn eine emotionale Färbung derart, daß sie in seinem Gedächtnis einen Raum einnehmen, der bei der erinnernden Rekonstruktion am Abend weit über den dieses einen Tages hinausgeht. Er hat also gedächtnisphysiologisch ganz recht, wenn er seine Rede mit dem Satz beschließt: „Und doch ist mir ..., als ob ich nicht nur einen Tag, sondern schon längere Zeit hier wäre" [41].

II.2 Zeitbewußtsein und des Menschen historische Situation

Wie der Mensch das Vergehen von Zeit erlebt, ob als „reine Zeit und sonst überhaupt nichts" oder als etwas mit „Schwere und Tiefgang" [43], hierüber entscheiden, neben dem vorhin Angesprochenen, nicht zu knapp auch noch drei weitere Faktoren: die historische Situation, in die er hineingestellt ist, das Bild, das die Umwelt ihm bietet und seine geistig-sittliche Verfassung.

Was die historische Situation anbelangt, so wird Hans Castorp als das typische Kind einer Zeit geschildert, in der „die Zeit selbst der Hoffnungen und Aussichten bei aller äußeren Regsamkeit im Grunde entbehrt", keine befriedigende Antwort „auf die Frage Wozu?" [44] weiß und dem Menschen „nur ein hohles Schweigen" [45] entgegensetzt – mit anderen Worten: Hans Castorp war „aus den Tiefen der Zeit über Sinn und Zweck des Lebensdienstes" keine „irgendwie befriedigende Auskunft" [45] zuteil geworden. Das Resultat des nicht mehr wissens „Wozu?" ist das Leben, das die Berghof-Insassen führen: „Das Leben ohne Zeit, das sorg- und hoffnungslose Leben, das Leben als stagnierend-betriebsame Liederlichkeit, das tote Leben" [46].

Im übrigen: Wer die Zukunft für aussichtslos erklärt, erklärt auch seiner Vergangenheit den Bankrott; denn was sind seine vergangenen Erfahrungen für künftige Entscheidungen noch wert, wenn er meint, daß sich ihm nichts anbietet, wofür zu entscheiden es sich lohnt.

II.3 Zeitbewußtsein und die Umwelt des Menschen

„Ocean steamships", das Lehrbuch, mit dem Hans Castorp angereist kam, damals noch leidlich davon überzeugt, sich einer beruflichen Zukunft stellen zu müssen, hatte ihm, nachdem er bei „Denen hier oben" eingetroffen war, schon bald nichts mehr zu sagen. Er geriet – und damit kommen wir zur Einflußgröße „Umwelt" – sehr schnell in den Sog der Atmosphäre des Hochgebirgs-Luxus-Sanatoriums, einer welt- und lebensentrückten Daseinsform [47], in der Nichtstun, ständiges Beschäftigtwerden und Freisein von Verantwortung [48] das Regiment führen.

Warum sie so übermütig seien, die Sanatoriums-Insassen, fragt Hans Castorp seinen Vetter. „Gott", antwortet der, „sie sind so frei ..., und die Zeit spielt keine Rolle für sie ... Krankheit und Sterben sind eigentlich nicht ernst, sie sind mehr so eine Art Bummelei, Ernst gibt es genaugenommen nur im Leben da unten" [49]. „Sie hatten alle Fieber, ihr Stoffumsatz war erhöht, ihr Körperleben verstärkt und beschleunigt, – es mochte wohl damit zusammenhängen, daß sie die Zeit so rasch und massenhaft durchtrieben" [50].

So herrscht denn eine „großzügige Zeitwirtschaft" [51]. Zeit wird als „aus dem Felde zu schlagende Zeitgegnerschaft" [52] empfunden. Spätestens nach sechs Monaten, behauptet Settembrini, „habe der Patient keinen anderen Gedanken mehr im Kopf als Flirt und Temperatur" und spätestens nach einem Jahr werde er „auch nie wieder einen anderen Gedanken fassen können ..." [53].

Vergeblich warnt Settembrini seinen Schüler, sich hiervon nicht infizieren zu lassen, von der „Nonchalance im Verhältnis zur Zeit", von dieser „Freigebigkeit, dieser barbarischen Großartigkeit im Zeitverbrauch" [54]. Hans Castorp *ließ* sich infizieren, nur allzu gern infizieren, und damit kommen wir auf die dritte Veränderliche zu sprechen, die bei der „Kalkulation" des subjektiven Eindruckes vom Vergehen der Zeit in Rechnung zu stellen ist: des Menschen, also auch unseres Helden, geistig-sittliche Verfassung.

II.4 Zeitbewußtsein und die geistig-sittliche Verfassung des Menschen

Zwar hatte er von zu Hause her Respekt vor der Arbeit, aber sie ermüdete ihn, und zu Settembrini äußert er: „Recht gesund fühle ich mich eigentlich nur, wenn ich gar nichts tue" [55]. Er liebt die Musik von Herzen; denn wie das Glas Portwein, das ihm Doktor Heidekind, blutbildende Wirkung versprechend, schon zu Schulzeiten verordnet hatte, wirkt sie auf ihn „tief beruhigend, betäubend, zum Dösen überredend" [56]. Er liebt seinen Liegestuhl, in dem „für das Wohlsein ruhender Glieder überhaupt nicht humaner gesorgt sein" [57] konnte. Zum Zentrum seiner Tagesarbeit wird die Liegekur, der „Liegedienst" – den Ausdruck übernimmt er von Joachim – „eine ihm ganz gemäße Einrichtung" [57], „die ansprechendste Lebenslage, die Hans Castorp je erprobt zu haben sich erinnerte" [58]: Maria Mancini zwischen den Lippen, Musik aus dem Tal im Ohr und dazu der schöne Gedanke: Morgen ist alles wie gestern.

In der Untersekunda war im letzten Quartal über ihn beschlossen worden, daß er sitzenbleiben würde. Jetzt, während des „Liegedienstes", erinnert er sich, wie ihn der damalige Bescheid in einen „angenehm verwahrlosten Zustand" versetzt hatte, und er kommt zu dem Schluß, daß „die Ehre bedeutende Vorteile für sich habe, aber die Schande nicht minder, ja, daß die Vorteile der letzteren geradezu grenzenloser Art seien“ [59].

Der Hofrat hat ihn, Hans Castorp, dem es, wie er sich selbst charakterisiert, schon immer „mehr um warm baden, essen und trinken zu tun“ [60] war, schon bei der ersten Begegnung durchschaut: Er habe „so was Ziviles“, bescheinigt er ihm, „so was Komfortables“ [61], kurzum: er habe Talent, einen brauchbaren Patienten abzugeben – brauchbar, wohlgemerkt, im Sinne der vom Hofrat nicht zuletzt auch aus pekuniären Gründen kultivierten „Zauberberg“-Zeitanschauungen.

Bei einem jungen Mann aus solcher Zeit, in solcher Umgebung und mit solcher Verfassung darf es nicht wundernehmen, daß ihm der Zeithaushalt außer Kontrolle gerät und das Zeitbewußtsein schließlich abhanden kommt. Thomas Mann macht diese Destruktion an den zeitlichen Bewußtseinslagen des „Noch“ und „Schon wieder“ fest. Wenn jemand nicht lebt, sondern sich leben läßt, wenn er keinen anderen Auftrag sieht denn den, tagtäglich pünktlich zu essen, zu messen und zu liegen, dann schwindet die Fähigkeit, das augenblickliche „Noch“ vom nächstaugenblicklichen „Schon wieder“ unterscheiden zu können, und es stellt sich die Neigung ein, Begriffe wie „Heute“, „Gestern“ und „Morgen“ – Thomas Mann spricht hier von den „sittlichen Bewußtseinsfällen“ [62] – ihrer zeitlichen Länge nach ad libitum zu erweitern, sie nicht mehr auf den Tag, den vorhergehenden und den folgenden, sondern auf Wochen, Monate, Jahre anzuwenden.

II.5 Zeit als moralische Kategorie

Sinn für Zeit zu entwickeln, ihn zu schärfen und gegen alle zeit-, umwelt- und konstitutionsgebundenen Anfechtungen durchzusetzen, muß lebenslang trainiert werden. Zeit als ein sorgsam zu bewirtschaftendes Gut, nicht Zeit als aushandelbare Ware, als Arbeitszeit, Freizeit, Urlaubszeit, sondern Zeit als „Göttergabe, dem Menschen verliehen, damit er sie nutze, sie nutze im Dienste des Menschheitsfortschritts“ [63] –, dies ist eine Art Appell des „Zauberberg“-Romans an seine Leser. Man hat den Eindruck, alles erzählerische Jonglieren mit dem Medium „Zeit“ und all' die vielen zeitpsychologischen Beobachtungen und Erwägungen dienen nur dem einen Ziel: zu demonstrieren, wie der Mensch durch Korrumpieren des Zeitbewußtseins verkommt und damit seinen Daseinszweck verfehlt.

Für den protestantischen Leistungsethiker Thomas Mann, dem bei aller an den Tag gelegten Selbstdisziplin die Neigungen seines Hans Castorp keineswegs fremd sind, gilt Zeitverschwendung als Sünde an der individuellen und kollektiven Zukunft. Er meint es todernst und spricht dabei auch zu sich selber, wenn er schreibt, haushälterisch sei mit der Zeit zu verfahren, indem man ihren Ablauf beaufsichtige, ihre Einheiten abteile, zähle und benenne [64]. Der Zeit nicht zu achten müsse als „die schlimmste Gewissenlosigkeit“ [65] gerügt werden.

Immer wieder kommt er in allem, was er schrieb, auf dieses Thema: Zeit als Aufgabe, Zeit als die zur Rechenschaftslegung anhaltende Seinskategorie zurück, so im Brief an Ernst Bertram [66], wo er die Arbeit am Roman als „dienstliche Führung“ beschreibt, so im Goethe-Vortrag von 1932, wo er zu großen Worten greift und von „Zeitkultus, Zeitheiligung und Zeitökonomie“ [67] spricht, so im

Brief an Geneviève Bianquis, in dem es heißt: „Ein fruchtbarer Acker, eine große Macht und eine große Gelegenheit ist die Zeit, und wer es in ihr zu etwas bringen will, muß sie aufs treulichste zu erfüllen suchen. Goethe notierte sich: ‚Nichts ist höher zu schätzen als der Wert des Tages'" [68].

Ich frage mich, was hätte dieser Mann zu den freizeitlichen Zeitvernichtungsmaschinen unserer Tage gesagt.

II.6 Die zeitigende Zeit

„Zauberberg"-Zeiten: Die mehrdimensional künstlerisch gestaltete Zeit, das Erlebnis „Zeit", das Zeitbewußtsein, die fordernde Zeit –, bleibt noch eins: die wirkliche Zeit.

Auch dieses Problem ist im Roman präsent, allerdings ohne daß von der Expansion des Kosmos, vom Zweiten Hauptsatz und den Zeitpfeilen der Physik die Rede wäre. Die These „Es gibt keine Zeit", Zeit sei beispielsweise nichts weiter als eine Anschauungsform, eine denkend gesetzte Ordnung, wird abgewiesen im Gleichnis vom „Strandspaziergang", wo der Autor von der Monotonie des Raumes spricht, in der die Zeit ertrinke, und wo es dann heißt: „Die Lehrer des Mittelalters wollten wissen, die Zeit sei eine Illusion ... und das wahre Sein der Dinge ein stehendes Jetzt. War er am Meere spaziert, der Doktor, der diesen Gedanken zuerst empfing?" [69]. Daß es keine Zeit gebe, solches zu sagen, das seien „Ferienlizenzen", allenfalls „Phantasien der Lebensmuße" [69]. „Die Zeit", summiert er, „sei ihr subjektives Erlebnis auch abgeschwächt oder aufgehoben, hat sachliche Wirklichkeit, sofern sie tätig ist, sofern sie ‚zeitigt'" [70]. Gäbe es sie nicht, es wäre kein Menschheitsfortschritt; die Welt böte sich dar als „ein stagnierendes Wasserloch und ein fauliger Tümpel" [71]. – Das hört sich an, als rede hier ein Evolutionsbiologe!

In unserem Bewußtsein, das aus der Auseinandersetzung mit der von uns vereinfacht wahrgenommenen, physikalischen Welt, nicht mit der von der Relativitätstheorie beschriebenen, hervorgegangen ist, erleben wir die Zeit als fließend und als tätig. Die zeitlich geordnete Funktionsweise des Gehirns, wonach sich beispielsweise keiner vornehmen kann, Troja zerstört zu haben, ist ihr leibhaftiges Abbild.

Was hat sie bei Hans Castorp gezeitigt, die tätige Zeit, die wirkliche Zeit, oder ist sie an ihm, was der Hypothese von ihrer Wirklichkeit widersprechen würde, tatenlos vorbeigezogen? Das vernunftwidrige Verlangen nach der Kirgisenäugigen, die Carpe-diem-Predigten des liberalen Publizisten, die präfaschistische Rabulistik Naphtas, Peeperkorns Persönlichkeitszauber – war das alles, was die sieben Jahre gebracht haben, nichts als Sensationen? Weit gefehlt, würde Thomas Mann antworten. Trotz „seiner lästerlichen Zeitwirtschaft" [69] lernte er, ein unbeschriebenes Blatt, in der „Schule des Zauberbergs" [72], was er im Flachland nie hätte lernen können: Versuche anzustellen „mit den möglichen Anschauungen" [73] von Welt, Zeit und Mensch, lernte – wir wissen, wie schwer das ist – „prüfend bald in die eine, bald in die andere" Richtung zu blicken [74] und dabei die durch keine Gelehrsamkeit zu ersetzende Lebenshaltung „des achtungsvollen Vorbehalts" [75] zu gewinnen, die „Idee der Mitte", die „Idee des Lebens selbst und der Menschlichkeit", die sich „gegen alle Extremismen kritisch behauptet" [76].

Auf die Frage, was hätte die Zeit aus Hans Castorp gemacht, wenn er mit dem Leben davongekommen wäre, will ich drei Antworten geben:

Die von Thomas Mann: Er wird „der Lernende geblieben sein ... prüfend, verwerfend, wählend, niemandes Knecht, er selbst und aller Guten Freund" [75].

Die von Erich Heller: „Es ist kaum denkbar, daß er mit all der hermetischen Pädagogik im Leib zu seinen Hamburger Dampfschiffen zurückkehrt. So wird er denn ein Schriftsteller werden und einen Roman schreiben. Wahrscheinlich den ‚Zauberberg'" [77].

Und *meine Antwort*? Die Zeit hätte ihn angehalten, sich mit der geheimnisvollen Dame „Zeit" zu beschäftigen; denn in der Morgenfrühe des ersten Tages seiner sieben Jahre hatte er's schon vor, als er sagte: „Ich habe noch eine Menge Gedanken über die Zeit im Kopf .... Ich werde alles behalten, und wir können später darauf zurückkommen, vielleicht nach dem Frühstück" [78]. In der liederlichen „Zauberberg"-Zeiten-Zeitaufassung kann „nach dem Frühstück" ebenso gut auch heißen „irgendwann, eines Tages, vielleicht auf dem Colloquium ‚Entropie und Pathogenese'"; aber dann müßte er unter der Regie der Herrin des Zweiten Hauptsatzes schon einhundertneun Jahre alt geworden sein.

Literatur

Verwendete Abkürzungen:
I–XIII
Thomas Mann. Gesammelte Werke. Bd. I–XIII. S. Fischer, Frankfurt a.M. 1974
BTM I–III
Thomas Mann. Briefe. I (1889–1936), II (1937–1947), III (1948–1955). Herausgegeben von Erika Mann. S. Fischer, Frankfurt a.M. 1978, 1963 bzw. 1965

1. Der Zauberberg. III, S 9
2. Lebensabriß 1930. XI, S 134
3. l.c. [2], S 116
4. Vorwort zu einer amerikanischen Ausgabe von „Königliche Hoheit". XI, S 577
5. An Ernst Bertram, 21. II. 1923. Zitiert nach Hofmann F, Der Zauberberg. In: Fix P et al (eds) (1976) Das erzählerische Werk Thomas Manns. Entstehungsgeschichte, Quellen, Wirkungen. Aufbau-Verlag, Berlin Weimar, S 122
6. Zitiert nach Mendelssohn P de (1982) Nachbemerkungen zu Thomas Mann. Bd 1. Fischer Taschenbuch, Frankfurt a.M., S 98
7. l.c. [6], S 99
8. Einführung in den Zauberberg. XI, S 603
9. l.c. [8], S 610
10. l.c. [8], S 603
11. Gronicka A von: Ein „symbolisches Formelwort" in Thomas Manns „Zauberberg". In: Koopmann H (ed) (1975) Thomas Mann. Wissenschaftliche Buchgesellschaft, Darmstadt, S 35–42
12. l.c. [1], S 16
13. l.c. [1], S 17
14. l.c. [1], S 14
15. l.c. [1], S 272

16. l.c. [1], S 595
17. l.c. [1], S 981
18. l.c. [8], S 612
19. Müller G (1947) Die Bedeutung der Zeit in der Erzählkunst. Bonn
20. Overberg M (1948) Die Bedeutung der Zeit in Hermann Hesses „Demian". Inaugural-Dissertation, Bonn
21. l.c. [1], S 585
22. l.c. [1], S 868
23. l.c. [1], S 758
24. l.c. [1], S 747
25. l.c. [1], S 769
26. l.c. [1], S 449
27. l.c. [1], S 837
28. l.c. [1], S 842
29. l.c. [1], S 984
30. l.c. [1], S 171
31. l.c. [1], S 985
32. Hobson JA (1990) Der Schlaf. Gehirnaktivität im Ruhezustand. Übersetzt von Ingrid Horn. Spektrum, Heidelberg
33. Joseph und seine Brüder. Ein Vortrag. XI, S 657
34. l.c. [1], S 753
35. Pöppel E (1985) Grenzen des Bewußtseins. Über Wirklichkeit und Welterfahrung. Deutsche Verlagsanstalt, Stuttgart
36. l.c. [1], S 315
37. An Gretel Kaiser-Elias, 12. I. 1950. BTM III, S 129
38. l.c. [8], S 611/12
39. l.c. [1], S 197
40. Stegmüller W (1978) Hauptströmungen der Gegenwartsphilosophie. Bd 1. Alfred Kröner, Stuttgart, S 581
41. l.c. [1], S 122
42. Feynman RP et al (1977) Vorlesungen über Physik, Bd 1. R. Oldenbourg, München Wien, S 5-2
43. l.c. [1], S 381
44. l.c. [1], S 50
45. l.c. [1], S 321
46. l.c. [1], S 872
47. l.c. [6], S 52
48. Diersen I (1975) Thomas Mann. Episches Werk, Weltanschauung, Leben. Aufbau-Verlag, Berlin Weimar, S 147
49. l.c. [1], S 76
50. l.c. [1], S 376
51. l.c. [1], S 267
52. l.c. [1], S 269
53. l.c. [1], S 278
54. l.c. [1], S 339
55. l.c. [1], S 87
56. l.c. [1], S 58
57. l.c. [1], S 146
58. l.c. [1], S 231
59. l.c. [1], S 116
60. l.c. [1], S 251
61. l.c. [1], S 68
62. l.c. [1], S 745
63. l.c. [1], S 340
64. l.c. [1], S 317
65. l.c. [1], S 752
66. An Ernst Bertram, 21. II. 1923. Zitiert nach l.c. [5], S 122

67. Goethe als Repräsentant des bürgerlichen Zeitalters. IX, S 308
68. An Geneviève Bianquis, 27. VI. 1951. BTM III, S 215
69. l.c. [1], S 757
70. l.c. [1], S 753
71. l.c. [1], S 458
72. Die Schule des Zauberbergs. XI, S 599–601
73. l.c. [1], S 142
74. l.c. [1], S 218
75. l.c. [72], S 601
76. Lübeck als geistige Lebensform. XI, S 396/97
77. Heller E (1981) Thomas Mann. Der ironische Deutsche. Suhrkamp Taschenbuch, Frankfurt a.M., S 250
78. l.c. [1], S 96